소아 비만증 클리닉

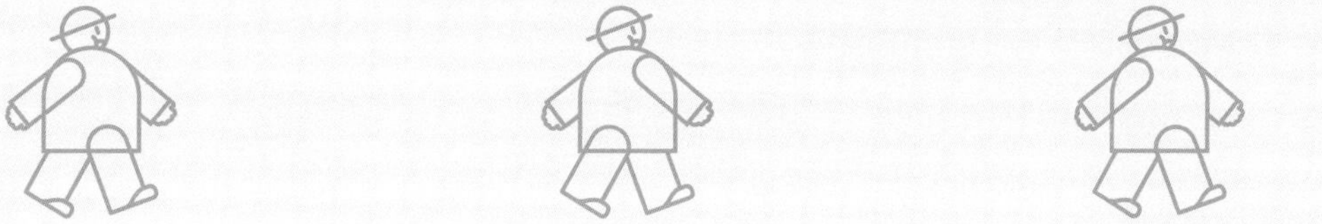

소아 비만증 클리닉

서 병 규 옮김

일본비만학회 편

신흥메드싸이언스

Title of the original Japanese language edition :
Manual for the Treatment of Obesity Disease in Children Ed.
by Japan Society for the Study of Obesity

소아 비만증 클리닉

Manual for the Treatment of Obesity Disease in Children

2007년 4월 10 인쇄
2007년 4월 20 발행
지 은 이 : 일본비만학회
옮 긴 이 : 서 병 규(가톨릭의대 강남성모병원 소아과 교수)
발 행 인 : 홍 성 혁
발 행 처 : **신흥메드싸이언스**
편집책임 : 박 혜 림
편　　집 : 소 유 미

주　　소 : 서울시 용산구 효창동 5-394번지
등록번호 : 제10-1961호
전　　화 : 02)3273-6491
팩　　스 : 02)3273-6494
홈페이지 : www.shmed.co.kr

I S B N : 978-89-90933-62-1　93510
정　　가 : 35,000원

서문

비만이 당뇨병, 고지혈증, 고혈압 등 이른바 생활습관병을 일으키는 주요인이라는 것은 잘 알려진 사실이지만, 최근에는 더 나아가 비만을 기반으로 하여 이러한 생활습관병이 한 개인에게 복수로 발병하는 이른바 '다위험요인 증후군(메타볼릭 증후군)' 이, 일본에서도 암과 함께 사망률이 가장 높은 심혈관 질환의 큰 기반이 되고 있는 것으로 주목받고 있다. 여기에서 단지 비만의 정도, 즉 지방 조직의 축적량만이 병태를 결정하는 것이 아니라, 복강내 내장 지방의 축적이 발병의 열쇠를 쥐고 있는 것으로 밝혀져 왔다.

일본 비만학회에서는 이러한 배경으로부터 비만에 합병증이 존재하는 경우와 내장 지방형 비만을 의학적인 견지에서 치료가 필요한 비만인 '비만증' 이라고 정의하고, 그 진단 기준을 설정했다.

그러나 비만의 배경인 포식과 운동 부족의 생활방식에 따라 성인보다 훨씬 큰 영향을 받는 것이 소아라는 사실을 주지해야 하며, 이것을 방치하면 장래 한층 더 심각한 문제로 악화될 수 있다.

그런데 소아 비만의 의학적 과제는 원칙적으로는 성인 비만에 준한다고 생각되지만, 소아 특유의 문제점으로 영아기, 유아기, 학령기, 사춘기 등 성장에 따른 생활 환경, 사회적 요인, 심리적 요인 등에 대해서도 고려할 필요가 있다. 특히 성인 비만과 달리 소아비만에서 가장 어려운 점으로는 비만을 어떤 기준으로 판정하는지, 반드시 감량해야 하는 비만인 '소아비만증' 을 어떻게 진단하는지, 또 성장을 위한 영양학적 문제를 고려한 적정한 치료는 어떤 것인지 등을 들 수 있다.

이 책에서는 일본의 소아 비만 전문가가 성인 비만과 공통되는 부분과 다른 부분을 검토하면서 이러한 문제점에 대해서도 설명하였다. 일본 비만 학회가 처음 발표하는 소아 비만의 진료 매뉴얼로서 도움이 되었으면 좋겠다.

2004년 4월
일본비만학회 이사장
소아 비만증 매뉴얼 편찬 위원회 고문
YUJI MATSUZAWA

역자 서문

최근 사회적 · 경제적 여건이 좋아지고 식생활 습관이 서구화되면서 비만, 당뇨병, 고혈압 그리고 관상동맥 질환과 같은 성인병의 발생 빈도가 급격히 늘어나고 있다. 더군다나 이런 성인병의 대부분은 이미 소아기부터 진행되는 것으로 알려져 있으며, 소아기와 청소년기의 비만 관리가 얼마나 중요한지는 이미 다 아는 사실이 되었다.

현재 우리나라에는 성인 비만의 진단과 치료에 대한 많은 자료가 출간되어 있다. 그러나 소아는 성인과 달리 신체적 특성상 성장과 발달 과정에 있다는 점을 고려한 소아 비만에 대한 전문적 자료는 아직 많지 않은 실정이다.

이 책은 서양의학의 최신 과학적 지식을 기초로 하고 있으며, 일본 비만 학계의 경험과 자료가 첨부되어 있어 소아 비만의 진단과 치료에 관한 매우 좋은 자료집이라고 생각한다. 특히 소아 비만의 원인, 진단방법 등을 알기 쉽게 서술하였고, 치료 방법에서도 식사요법이나 운동요법 등을 구체적으로 설명하여 소아 비만을 관리하는 의료인들, 과체중 자녀를 둔 부모님들 또는 일반인들에게도 큰 도움을 줄 것으로 기대된다.

(단, 이 책에 첨부된 자료나 부표들은 일본 소아 및 청소년들의 기준이라는 것을 참고하기 바란다.)

서 병 규

목차

II. 소아 비만증의 치료와 관리

III. 소아 비만증과 합병증

Q&A

Note

I

소아 비만증의 올바른 이해

1 비만을 어떻게 판정 · 평가하는가

체중 증가의 판정

Summary

- 비만이란 체내에 지방이 비정상적으로 증가한 상태이다.
- 체중이 현저하게 증가한다는 것은, 대부분 체지방이 증가하는 것이므로 비만이라고 생각해도 좋다.
- 소아의 체중 증가를 판정하는 방법은 다음과 같다.

비만도(표준체중에 대한 과체중도 : %OW)

비만도(%)=100×(현재의 체중−표준체중)/표준체중

표준범위	−20%<%OW<+20%
경도 비만	+20%≦%OW<+30%
중등도 비만	+30%≦%OW<+50%
고도 비만	+50%≦%OW

➔ 이 방법은 소아의 성장에 따라 장기적으로 사용하는데 적합하다.

➔ 표준체중은 성별 · 연령별 · 신장별 표준체중표로 알 수 있다.

➔ 쉽게 알아볼 수 있는 간이 그래프도 이용된다.

BMI(Body Mass Index)

BMI = 체중(kg)/신장(m)^2

➔ 성인의 경우에는 25~30을 기준으로 한다.

➔ 성인의 대표적인 평가법이며, 소아의 경우는 연령에 따라 변동되므로 성인과 같은 형태

로는 응용할 수 없다.

그 밖의 방법

로러(Rohrer) 지수 = 100 × 체중(kg) / 신장(m)^3

- 학령기의 평가에 사용되어 왔다(160 이상이면 비만).
- 간단하고 쉽게 산출되어 체격을 개략적으로 알 수 있다.
- BMI만큼은 아니지만 소아기에서는 연령이 증가함에 따라 값이 변동하므로 판정에 주의가 필요해 장기적인 사용에는 적합하지 않다.

복부 둘레

배꼽 위치에서 복부 둘레를 계측해 80cm 이상이면 복부의 지방이 증가한 상태라고 판정한다. 이것은 내장 지방이 증가할 가능성을 나타내며 대사 이상증의 위험이 높다.

Summary

비만이란 무엇인가

비만은 체지방이 비정상적으로 증가한 것이다. 이 때문에 대사계, 순환기, 호흡기, 골관절계 등에 여러 가지 병이 생기거나 심리적인 영향을 가져오는 경우도 있다.

비만의 판정에는 체지방량(비율)의 평가(p. 14~19 참조)가 필요하다. 그렇지만 현재까지, 특히 소아의 체지방량을 간단하고 정확하게 측정하는 방법은 아직도 완전하게 확립되어 있지 않다. 따라서 체중의 증가, 즉 과체중의 정도로부터 더 간편하게 비만 여부를 추정하는 방법이 사용된다.

이 중에는, ① 표준체중에 대한 과체중도(일반적으로 비만도라고 부름), ② BMI(Body Mass Index), ③ 기타(로러 지수 등) 방법이 있다(표 I-1).

각 판정법의 특색이나 주의사항을 알고 사용하는 것이 좋다. 소아기는 신장, 체중, 신체 조성이 연령에 따라 변동하므로 성인과는 다른 기준을 적용할 필요가 있다.

표 I-1 비만 평가법(소아용)

신체 계측에 근거한 평가	지방량의 평가
1. 비만도(표준체중에 대한 과체중도) 2. BMI 3. 기타(로러 지수 등) 4. 복부 둘레	1. 피하 지방 두께 2. 생체 임피던스법(BIA법) 3. DEXA법 4. CT스캔(복강내 지방) 5. 초음파

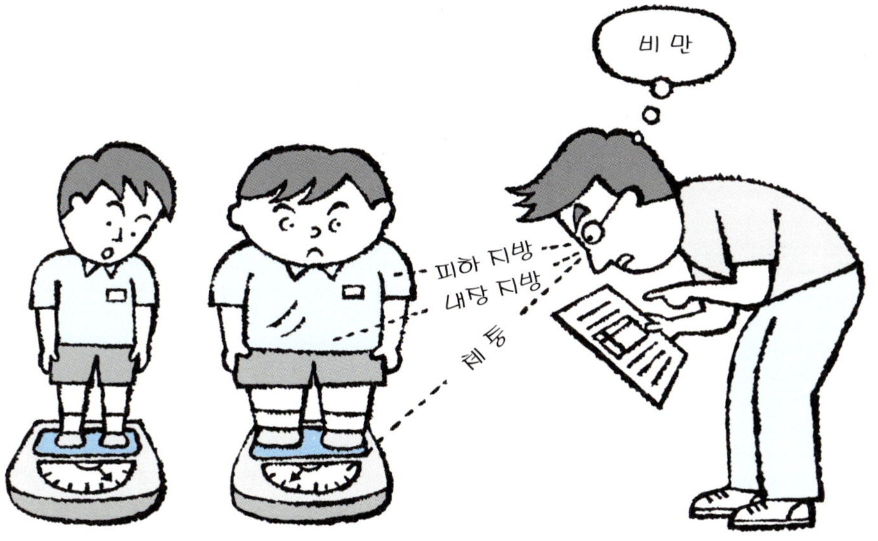

비만이란 몸의 지방이 매우 증가한 상태

비만도(표준체중에 대한 과체중도)

비만도란 무엇인가

이 방법은, 어느 신장의 평균체중(표준체중)에 대해 초과한 정도를 백분율로 표시하는 것이다. 표준체중의 값을 알면 다음 식으로 계산할 수 있다(표 I-2). 표준체중±20% 이내를 표준체중으로 하고, +30%까지를 경도 비만, +30~50%를 중등도 비만, +50%를 넘는 경우를 고도 비만으로 분류한다. 유아기(6세 미만)에서는 +15%를 기준으로 과체중의 평가를 실시한다. 3세에서 +15%를 초과하는 경우를 관찰하면 6세 이후 +20% 이상이 되는 경우가 많다.

표준체중은 어떻게 결정되는가

표준체중은 건강검진을 통한 소아의 평균치를 기초로하여 결정된다. 남녀의 체형이 다르므로 표준체중은 남녀 따로 산출된다.

표 I-2 비만도(표준체중에 대한 과체중도)의 계산식

비만도(과체중도)=100×(측정된 체중−표준체중)/표준체중

동일한 신장이라도 연령이 다르면, 특히 사춘기에는 성별 성숙 단계가 다르다. 성 호르몬의 분비에 따라 남자에서는 근육 조직의 증가, 여자에서는 체지방률의 상승이 나타나 체형, 신체 조성의 남녀 차이가 명확해진다. 이것을 감안해 '성별 · 연령별 · 신장별' 표준치가 산출되어 이용된다(부표 1, p. 138~141).

비만도법의 특징

비만도를 산출해 체중을 평가하는 방법은 각 신장별 표준체중을 성별 · 연령별로 구해야 하므로 조금 번거롭다. 하지만 특히 소아기에 지속적으로 체중의 추이를 평가하는 데 유효한 방법이다. 소아는 날마다 성장 발달을 지속하고 있어 신장도 해마다 신장이 성장하고 있다.

BMI나 로러 지수의 값은 신장의 증가에 따라 변동하기 때문에, 소아의 발육에 따른 평가를 실시하기 위해서는 주의가 필요하다. BMI를 예로 들면, 6세 경부터 연령(즉 신장)에 따라 수치가 증가한다(다음 장 참조). 만약 어느 소아의 BMI가 1년 전에 비해 증가하고 있는 경우에는 그것이 연령에 따른 것인지, 체중의 증가에 의한 것인지를 판별해야 한다.

비만도는 각 신장별 표준체중을 기준으로 하여 평가하기 때문에 1년 전에 비만도가 +15%이던 것이 +25%가 되었다면 분명하게 체중이 증가했다고 판단할 수 있다.

최근의 통계로 산출된 평균체중이 표준체중으로 사용되고 있지만, 이것은 이상적인(적정한) 체중으로서의 의미도 있다. 그러나 만약 향후 비만이나 저체중의 빈도가 증가해 평균치에 큰 영향을 줄 정도가 되면 평균체중과 이상적인 체중 사이에는 큰 차이가 발생하게 될 것이다.

그래프에 의한 간이법

간단하게 비만도의 기준을 정하기 위해서 그래프가 이용되기도 한다(그림 I-1). 이것은 성별로 각 신장별 표준체중과 +20%, +30%, +50%의 수치를 곡선으로 표시한 것이다. 이 그래프를 통해, 대략의 비만도 수치를 알 수 있다. 더 상세한 수치는 '성별 · 연령별 · 신장별 표준체중' (부표 1, p. 138~141)에 근거해 산출한다.

이 그래프의 또 다른 이용법은 연령의 증가에 따른 각 신장의 비만도를 그래프에 표시함으로써 체중의 증가를 평가하는 것이다.

실제 사용법은, 우선 횡축에 현재의 신장을 표시하고 수직 위로 이동시킨다. 종축에 현재의 체중을 표시하고, 그 점을 수평으로 이동한다. 이 2개의 선이 수직으로 만나는 점을 구한다. 그것이 +20%의 곡선상에 있으면 비만도는 +20%이다. 만약 선상에 없는 경우는 곡선의 간격으로부터 대략적으로 계산한다.

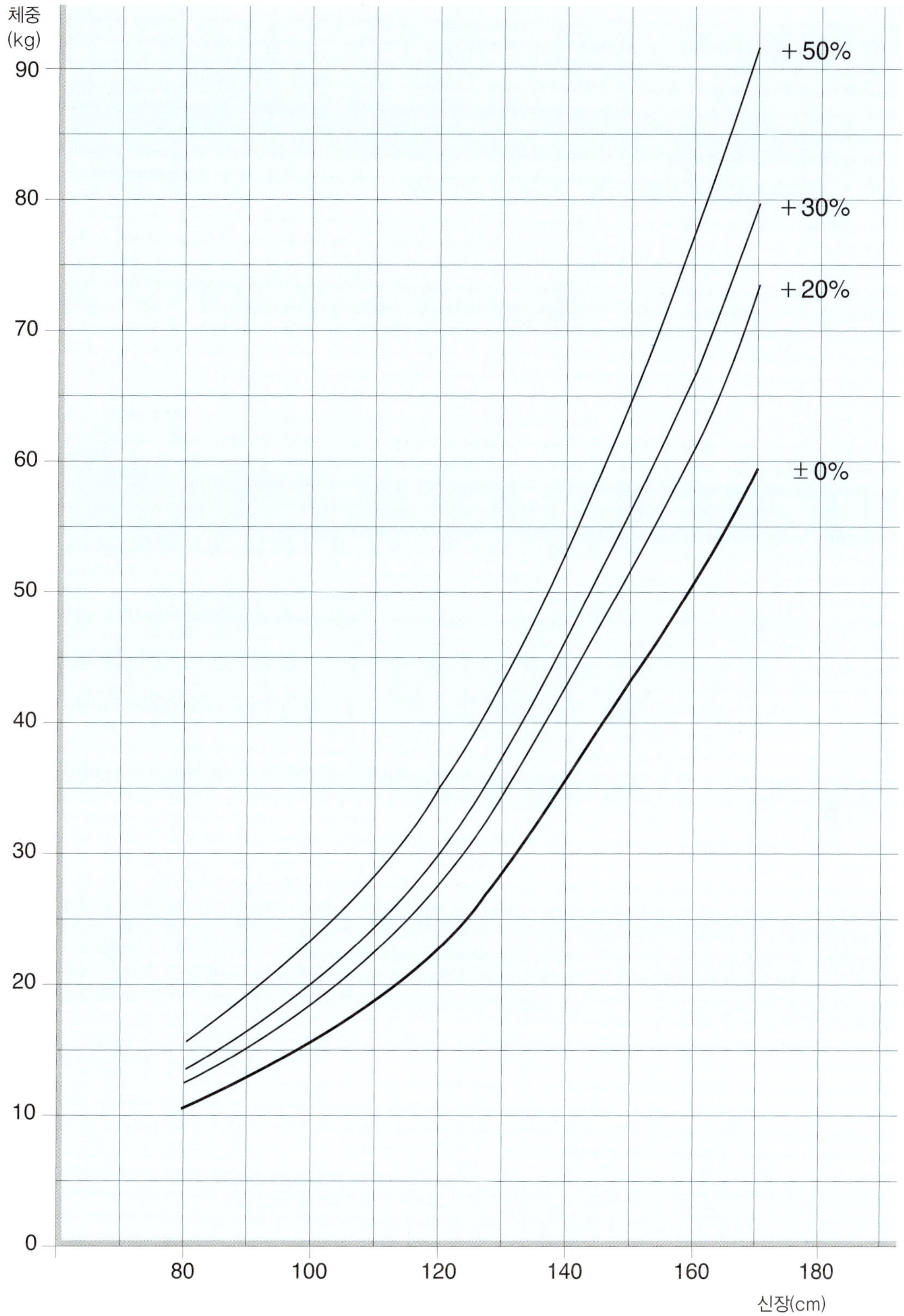

그림 I-1a 비만도의 간이 그래프 〈남자〉

비만도의 기준을 간이로 산출하기 위해서는 이 표가 이용된다.

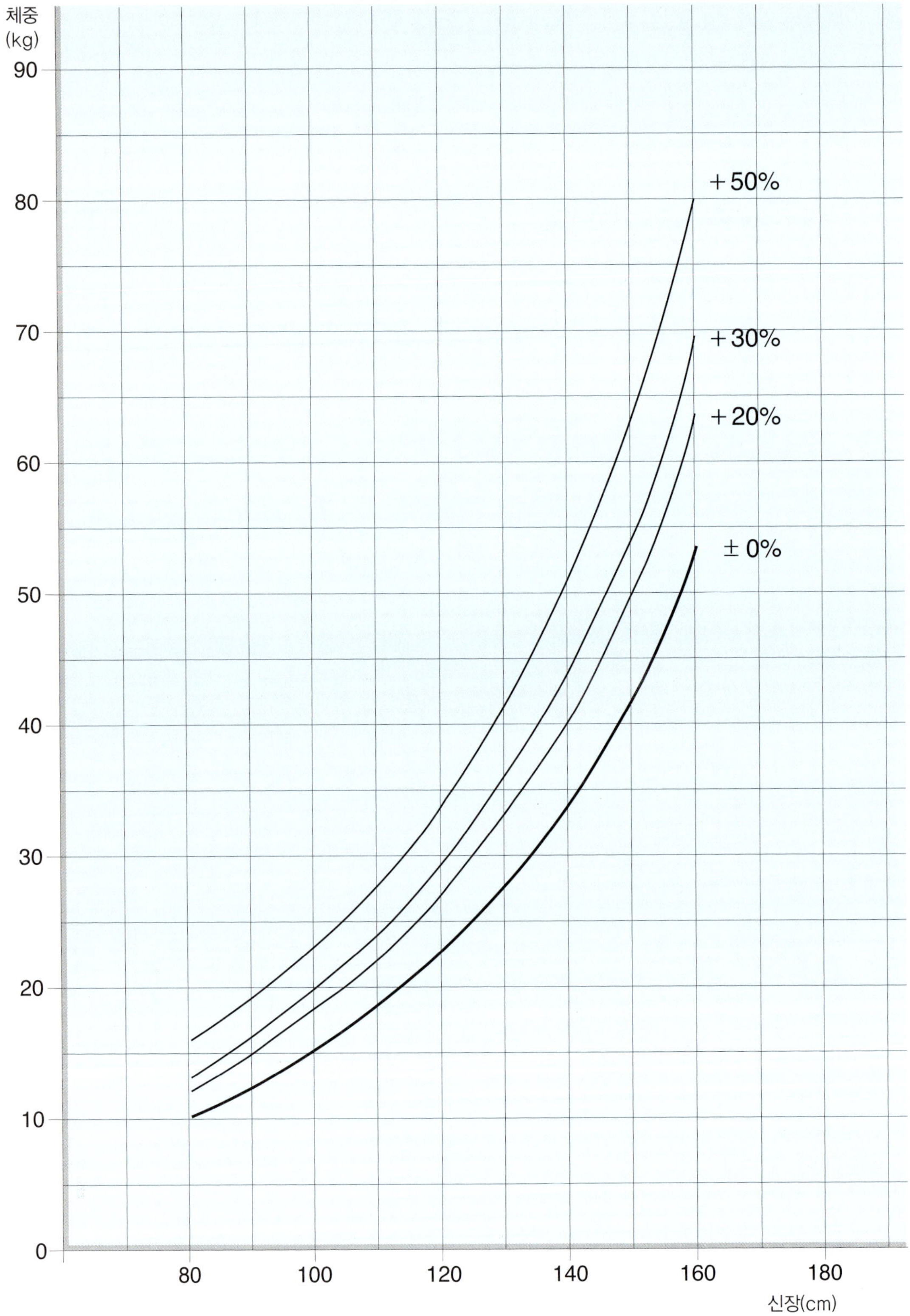

그림 I-1b 비만도의 간이 그래프 〈여자〉

비만도의 기준을 간이로 산출하기 위해서는 이 표가 이용된다.

BMI(Body Mass Index)

BMI란 무엇인가

최근에는 BMI가 성인의 비만 판정에 널리 사용되어 체중 평가의 주된 방법이 되고 있다. 체중(kg)을 신장(m)의 제곱으로 나누어 산출되는 매우 간단한 방법이다(표 I-3). 카우프 지수라고 부르며 일본에서는 영 · 유아 건강진단에 이용되는 것과 동일한 식으로 구할 수 있다.

표 I-3 BMI와 로러(Rohrer) 지수의 계산식

$$\text{BMI} = \text{체중(kg)} / \text{신장(m)}^2$$

$$\text{로러 지수} = \text{체중(kg)} / \text{신장(m)}^3$$

BMI의 특징

BMI는 무엇보다도 간단하게 산출할 수 있는 것이 큰 장점이다. 이것은 BMI가 성인비만의 중심적인 판정법이 되고 있는 이유 중 하나이기도 하다. 특히 건강 검진에선 동일 연령의 평균치를 산출할 때 유효한 방법이 된다.

소아기 · 사춘기에 대한 BMI의 적용은 성인에 비해 쉽지 않다. 그 이유로 연령에 따른 신장, 체중 그리고 신체 조성의 변동을 들 수 있다. 이 때문에 소아기의 BMI는 연령과 함께 대략 세가지 변동을 나타낸다(그림 I-2). 즉 영아기에는 1세경까지 증가했던 BMI가 그 후에 저하 경향을 나타내 4~6세경에 최저값을 나타낸다. 그리고 사춘기에 다시 상승해(BMI rebound : 'BMI의 반도' 라고 함) 최종 신장에 도달하면 일정한 값이 된다.

성인인 경우에는 25나 30 등 기준치의 설정이 가능하지만 소아기 · 사춘기에는 각 연령에 공통된 표준치를 결정하는 것이 어렵다.

BMI의 백분위수

소아기의 체중 증가를 BMI 수치로 평가하는 경우, 서양에서는 대부분 백분위수를 근거로 한다. 90, 95 백분위수의 기준이 자주 사용되어 과체중의 판정이 이루어진다. 횡축을 연령으로 해 연령별 BMI의 백분위수가 표시된다. 그림 I-3에서 나타나는 90, 95 백분위수가 기준값이라고 생각된다.

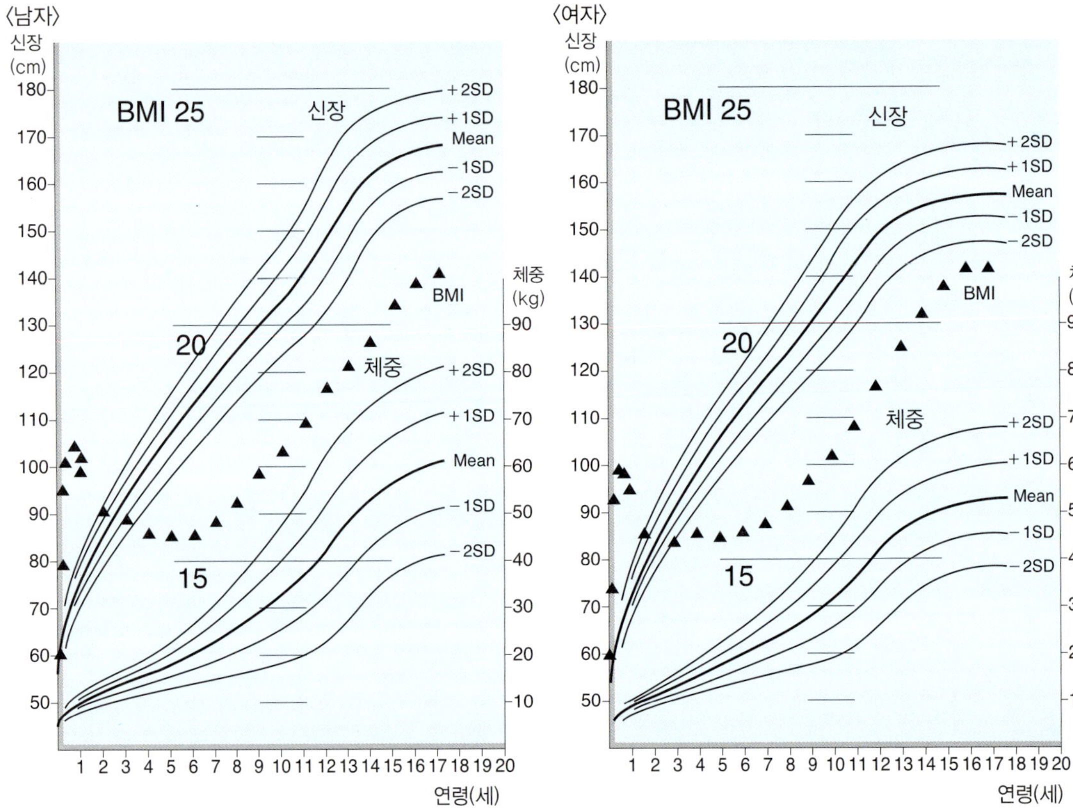

그림 I-2 연령에 따른 BMI의 변동

BMI는 소아기에서는 연령에 따라 크게 변동해 대략 세 가지로 나타난다. 영아기에 높은 수치를 나타낸 후 소아기에는 낮은 수치를 보인다. 다시 6세 이후부터 성인기까지 BMI는 계속 증가한다.

(大關. 비만 연구, 7 : 21~26, 2001.)

성장곡선의 응용

성장곡선의 의미

신장과 체중을 연령마다 기록한 것을 성장곡선이라고 부른다. 일본에서는 신장과 체중을 0세부터 18세까지 평균치, ±1SD(표준편차), ±2SD의 총 5개 선으로 표시한 것을 사용한다(그림 I-4). 여기에 건강검진에서 계측할 수 있으면 본인이나 가족이 그래프에 표시 한다.

성장곡선을 작성함으로써 비정상적인 체중 증가(비만)나 감소(신경성 식욕 부진증 등)를 조기에 찾아내 대응할 수 있다. 저신장의 판정에도 자주 이용된다. 스스로 성장곡선을 작성하는 것으로 자신의 성장이나 건강을 올바르게 파악해 신체에 자신을 가질 수가 있게 한다. 스스로 성장곡선을 작성하면 자신의 성장이나 건강 상태를 올바르게 파악할 수 있다.

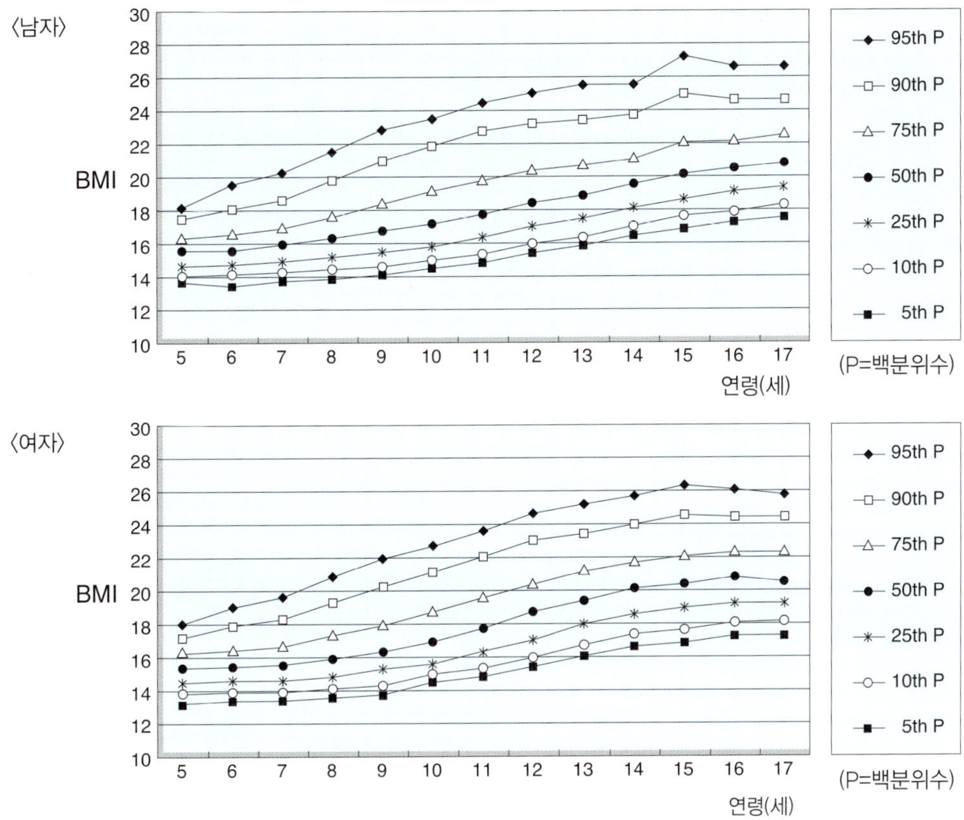

그림 I-3 각 연령에 있어서의 BMI의 백분위수

남자와 여자의 연령별 BMI 변화를 나타낸다. 90 백분위수를 초과하면 과체중이라고 하고, 95 백분위수를 넘는 경우를 비만이라고 평가한다.

(伊藤, 村田. 비만 연구, 8 : 268~272, 2002.)

성장곡선 작성의 실제

계측 데이터는 가능한 한 많은 편이 좋다. 때로 소아인 경우에 측정이 부정확할 수 있으므로 여러 번 계측하여 성장곡선을 작성한다.

영 · 유아기의 데이터 수집에는 모자건강 수첩이 중요하다. 유치원 · 보육원에서의 건강검진도 참고가 된다. 초 · 중학교에서는 적어도 학기마다 측정이 이루어진다.

평균치 ±1SD의 범위로 판정되면 표준범위라고 생각해도 좋다. 다만, 현저한 고신장 · 저신장이면 체중의 값은 영향을 받는다. 표준 SD곡선의 변동과 달리 ±2SD곡선과 교차하는 경우는 체중의 증가(또는 감소)가 비정상일 가능성이 있으므로 주의가 필요하다.

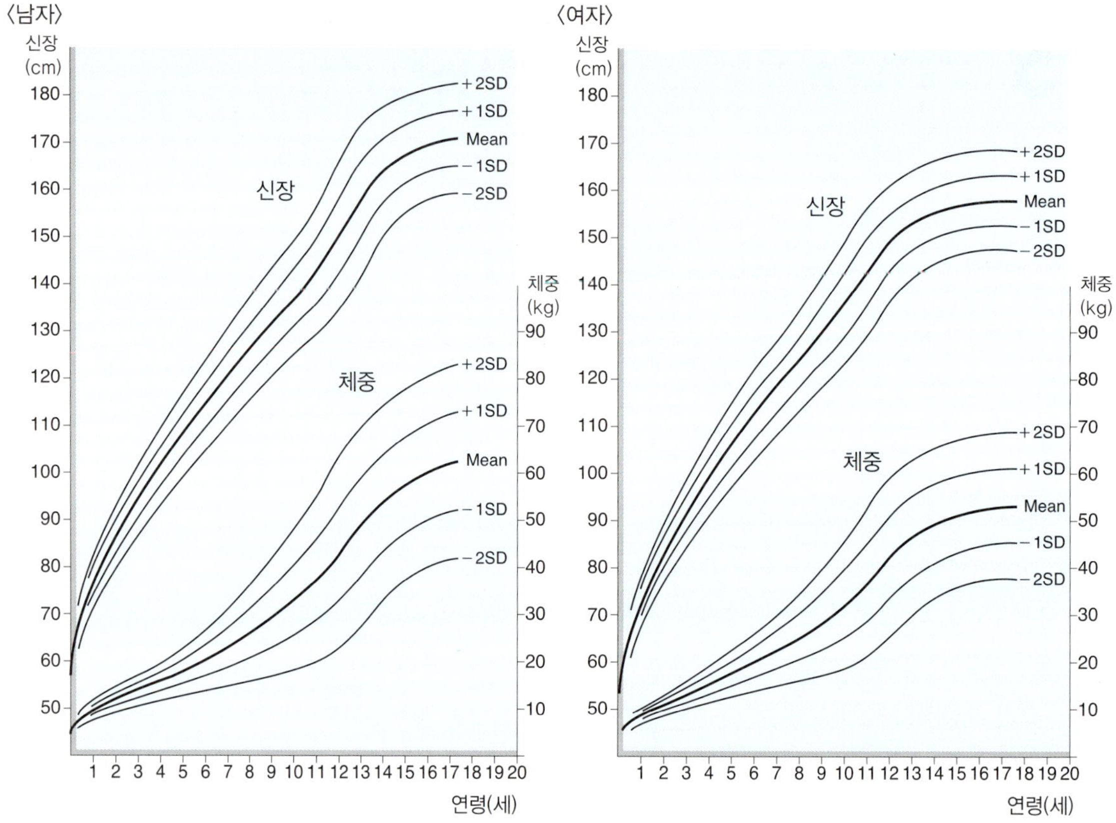

그림 I-4 성장곡선

복부 둘레의 측정과 지방 분포

체지방의 분포

비만이 되면 어느 부위의 지방이 증가하고 있는지도 문제가 된다. 특히 복부의 내장 주위에 있는 지방은 당지질 대사의 이상과 관계가 깊다고 생각된다. CT스캔이나 초음파로 복강 내의 지방을 확인할 수 있다(p. 18~19 참조).

복부 둘레의 측정법

복부 둘레의 증가는 내장 지방과 관련이 있다고 생각된다. 소아인 경우에는 배꼽 위치에서 복부 둘레를 계측 해 기준치(80cm) 이상이면 복부의 지방(내장 지방)이 증가한 것으로 평가한다.

Note

성장곡선

신장과 체중 등 연령에 따른 성장 데이터의 변동을 그래프로 나타낸 것이다. 일본에서는 평균치와 표준편차(SD) 치를 표시한 것이 많이 사용된다. 모자건강 수첩에는 영 · 유아기의 백분위수가 제시되고 있다. 그림 Ⅰ-4의 그래프에 영유아 건강진단으로 얻은 값이나 유치원 · 보육원 또는 학교에서의 계측치를 기입해 둔다.

비만뿐만 아니라 저신장이나 체중 감소 등 성장에 따를 문제점을 빨리 눈치 채 적절한 대응을 가능하게 하는, 간단하고 믿을 수 있는 '비장의 카드' 이다.

Q 소아 비만의 판정에는 어떤 방법이 좋을까요?

A 비만도(표준체중에 대한 과체중도)와 BMI의 두 가지가 가장 주된 방법입니다. 일본에서는 소아에게 비만도가 가장 자주 사용되어 왔습니다. 서양에서는 BMI가 이용되는 일이 많지만, 소아인 경우에는 백분위수로 판정할 필요가 있습니다. 비만도의 산출을 위해서는 성별 · 연령별 · 신장별 표준체중을 부표 1(p. 138~141)을 참고로 하여 구합니다. 대략의 값을 알기 위해서는 그림 Ⅰ-1을 이용해도 괜찮습니다.

개인의 체중 평가를 위해서는 비만도에 의한 편이 좋을 것입니다. 이것은 성장에 따라 장기간 관찰하기 위해서도 적합합니다. 집단의 평균치 비교에는 BMI도 간편합니다.

체지방의 양과 분포의 평가

Summary

- 체지방 측정에 따라 비만, 숨은 비만, 비(非)비만 과체중을 구별해야 한다.
- 체지방률, 체지방량은 측정 방법에 따라 차이가 나타난다. 임피던스(impedance)법에서 비만은 낮은 수치를 보이고, DEXA법에서는 높은 수치를 나타낸다.
- 내장 지방 축적형 비만은 많은 대사 이상을 수반하기 쉬워 CT스캔이나 초음파에 의해 복강 내 지방의 평가를 실시하는 것이 바람직하다.

체지방의 측정법

1. 피하 지방 두께법(캘리퍼스 법, 초음파법)
2. 생체 임피던스 법(BIA)
3. DEXA법(dual energy X-ray absorptiometry : 이중 X-선 흡수법)

비만의 판정(체지방률에 따름)

1. 남아 13세 미만 : 25%
   남아 13세 이상 : 25%
2. 여아 11세 미만 : 30%
   여아 11세 이상 : 35%

내장 지방의 평가법

1. CT스캔
2. 초음파

내장 지방 축적의 판정

1. CT스캔 : V/S로 0.276, 내장 지방 면적으로 60cm² 이상
2. 초음파 : 최대 복막 전 지방 두께(Pmax) 12mm 이상

신체 조성 평가의 임상적 의의

그림 I-5에 나타낸 것과 같이 신체 조성에는 다양성이 있다. 비비만 과체중은 진료 대상에서 제외되며, 하지만 숨은 비만은 진료의 대상이 될 가능성이 있다.

체지방률, 체지방량은 치료(감량)의 목표 설정에 유용한 정보가 된다. 또 제지방량은 에너지 대사를 크게 규정해 임상적 의의가 크다.

소아는 사춘기 전후로 신체 조성의 변화가 현저하고, 여아에게서는 지방 축적, 남아에게서는 제지방량이 증가하는 생리적 변화가 나타난다. 이 시기에는 신장, 체중의 계측치만으로는 개인의 경과 관찰이 어렵다.

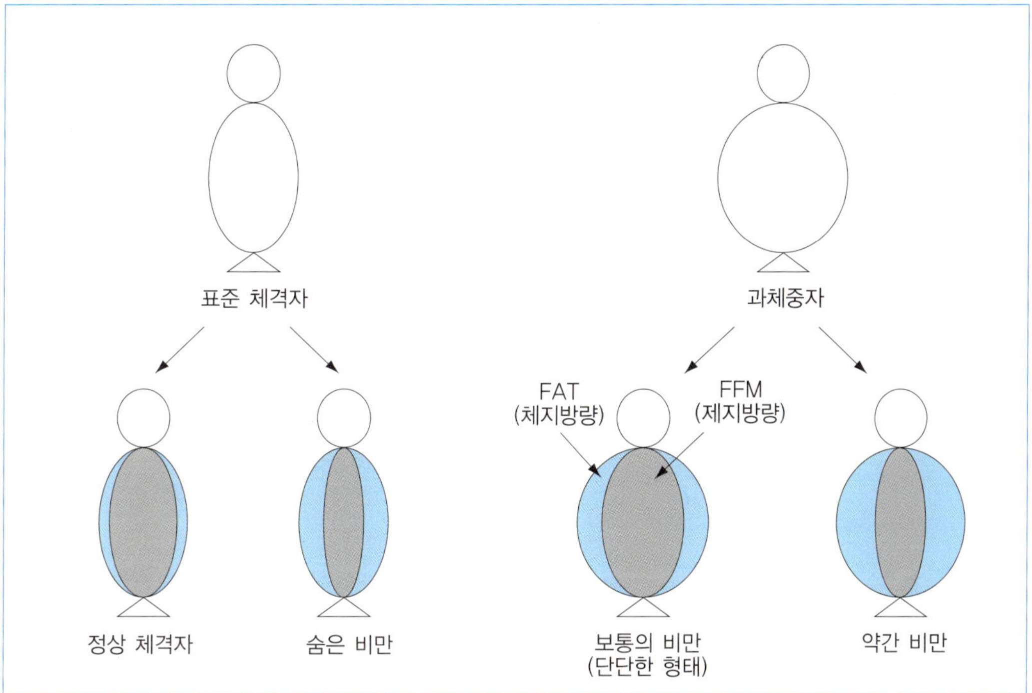

그림 I-5 체지방량, 제지방량에 의한 체격의 분류

신체 조성 평가방법

피하 지방 두께법

1. 캘리퍼스(calipers) 법

상완 뒤쪽과 견갑골 하부 피하 지방의 두께를 캘리퍼스로 측정해 Nagamine(長嶺)의 식(표 I-4)으로 체밀도를 구하고, Brozek의 식(표 I-5)으로 체지방률을 추정한다. 측정은 5회 실시하여 평균치를 이용한다. 측정 순서가 간단하여 단시간에 여러 명을 측정할 수 있지만 숙련이 필요하다.

2. 초음파법

캘리퍼스 법과 같이 상완 뒤쪽과 견갑골 하부를 측정하는데, 임상에는 그다지 응용되고 있지 않다.

표 I-4 피하 지방 두께에 의한 체밀도 추정식(長嶺의 식)

	체 밀 도
여 자	9~11세 : 1.0794 − 0.00142 × T2 12~14세 : 1.0888 − 0.00153 × T2 15~18세 : 1.0931 − 0.00160 × T2 성 인 : 1.0897 − 0.00133 × T2
남 자	9~11세 : 1.0879 − 0.00151 × T2 12~14세 : 1.0868 − 0.00133 × T2 15~18세 : 1.0977 − 0.00146 × T2 성 인 : 1.0913 − 0.00116 × T2

T2 : 상완 뒤쪽과 견갑골 하부의 피하 지방 두께의 합계

생체 임피던스 법(bio-electric impedance analysis/BIA)

BIA법은 비침습적이며 간편성, 경제성, 정밀도에서 뛰어난 방법이므로 소아에게 적합한 방법이라고 할 수 있다. 이 방법은 현재 전 세계에 보급되어 있으며, 간편한 점이나 1~2분 만에 측정 가능하다는 점 때문에 건강검진에 이용되는 경우가 많다.

표 I-5 체밀도와 체지방률의 추정식

체밀도(Db)

Db(boy) = 1.1650 − 0.1093(BW×Z)/(BH×BH)

Db(girl) = 1.1193 − 0.0684(BW×Z)/(BH×BH)

Db : body density(g/ml)

BW : body weight(kg)

Z : impedance(ohm)

BH : body height(cm)

(中塘의 식)

체지방률(%FAT)

%FAT = (4.570/Db−4.142)×100

(Brozek의 식)

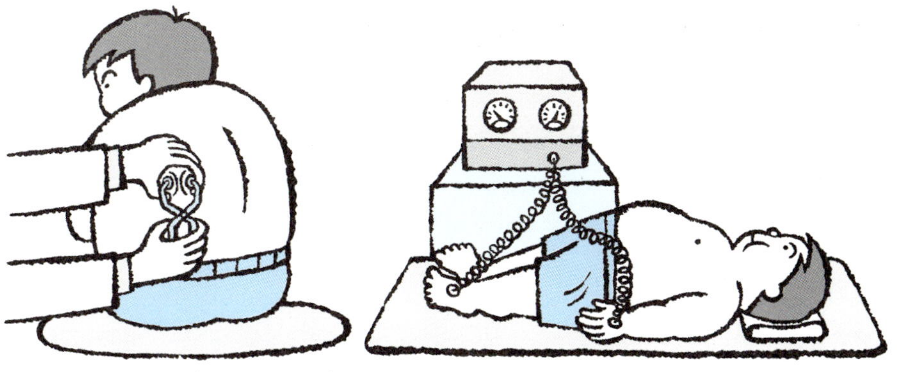

이 측정법의 원리는 인체를 원통형의 전도체라고 가정하고, 전도체의 임피던스는 그 길이에 비례하고 단면적에 반비례한다는 전기적 특성에 근거한다. 인체를 지방 조직과 제지방 조직으로 이분할 수 있다(two components theory)고 가정하고, 또 생체의 전기 전도는 수분과 Na을 주로 하는 전해질로 규정되지만, 지방 조직에서 10%, 제지방 조직에서 72~73%의 물을 포함한다고 가정하여 그 수분 함유율의 차이를 이용해 임피던스(Z)를 구한다. 또한 표 I−5에 나타낸 소아용으로 개발된 Naktomo(中塘)의 식으로부터 체밀도(Db)를 구한 다음, Brozek의 식에 체밀도(Db)를 대입해 체지방률(%fat)을 추정한다. 다만, 격렬한 감량 중이거나 마른 상태와 같이 비생리적 상태에서는 체수분의 이상 때문에 측정치의 신뢰성이 낮다.

DEXA법(dual energy x-ray absorptiometry)

골염도의 양을 측정하기 위한 목적으로 개발되었지만 전신골 측정 모드에서는 지방량, 제지방량의 측정이 가능하다. 수중 칭량법(秤量法)과 함께 신체 조성 평가법의 gold standard라고 평가되는 정밀도 높은 방법이다.

이 측정법의 원리는 환자를 바로 눕게 하고, 환자 등쪽과 에너지 피크가 다른 2종의 X−선을 조사해 투과 감쇠한 X−선을 검출하는 것이다. 여기서 골조직, 지방 조직, 제지방 조직은 각각 다른 X−선 흡수율을 나태냄으로써 각 조직을 측량할 수 있는 것이다. %CV는 0.5~1.0으로 재현성이 높고 피폭량은 흉부 단순사진의 100분의 1 정도, 측정 시간은 10~20분이다(아주 최근에 개발된 DEXA법에서는 측정 시간이 큰 폭으로 단축되었음). DEXA법의 전신골 측정에서는 상지, 체간, 하지의 부위별 정보를 얻을 수 있어 상반신형 비만, 하반신형 비만을 구별할 때도 유용하다. DEXA법은 피하 지방 두께법, 임피던스 법에 비해 정밀도가 높다고 생각되지만, 장치가 크고 고가이면서 측정에 시간이 걸리는 단점이 있어, 집단 검진이나 현지 조사에는 적합하지 않다.

각종 측정법에 의한 측정치의 차이

각종 측정법은 각각의 원리와 특성에 따라 차이가 있으므로 측정치는 다르다. 생체 임피던스법으로 얻을 수 있는 체지방률은 DEXA법에 비해 마른 체형에서 높은 수치를 나타내며 비만에서 낮은 수치를 나타낸다. 또 피하 지방 두께법으로 얻을 수 있는 체지방률은 생체 임피던스 법보다 높은 수치를 나타내는 경향이 있다.

체지방률의 기준치

일본 소아적정체격검토 위원회가 제창한 '소아 비만증의 판정 기준'에서는, 혼란을 피하기 위해 측정 방법을 불문하고 남아 중 13세 미만 25%, 13세 이상 25%, 여아 중 11세 미만 30%, 11세 이상 35%를 비만의 기준치로 하였다. 이것은 남녀별로 사춘기 전후의 비만을 DEXA법으로 측정했을 경우의 비만도 20%에 상당하는 값을 채택한 것이다.

다만, 내장 지방 축적형 비만에서는 체지방률이 기준치 이하인 것도 있다. 또 11세 이상의 여아는 생리적으로 지방이 축적되기 쉬우므로 35%를 기준치로 했다.

체지방 분포, 내장 지방량의 측정

내장 지방의 증가가 비만 합병증을 증가시키는 것은, 현재 너무나 잘 알려진 사실이다. 내장 지방을 반영하는 신체 계측치로 복부 둘레(또는 복부 둘레/둔부 둘레)가 중요한데, 가능하면 초음파나 CT스캔에 의한 평가가 바람직하다.

초음파법

검상돌기 아래에서 배꼽까지 종주사를 실시해 피하 지방 두께(S')와 복막 전 지방 두께(P)를 계측한다. 성인의 경우, abdominal wall fat index(AFI=P/S')가 남성 1.0, 여성 0.7이면 내장형 지방 축적이라고 한다. 그러나 소아의 AFI는 비만 합병증과 상관없이 최대 복막 전 지방 두께(Pmax)가 내장형 지방 축적의 지표로 생각된다. Kikuchi(菊池)는 Pmax의 절단(cut off) 수치를 12mm로 하고 있다.

CT스캔

Asayama(朝山)는 소아의 절단 수치를 0.276, 내장 지방 면적의 절단 수치를 60cm^{2}로 하고 있다(성인의 경우에는 V/S 0.4, 내장 지방 면적 100cm^2).

Q 체지방 측정에서는 어떤 점에 주의해야 하나요?

A 격렬한 감량 중이거나 운동 후, 식후에는 정확하게 측정할 수 없습니다. 10분 정도는 안정하게 하고, 식후 2시간 이상 경과한 것을 확인한 후에 측정합니다. 또 임피던스 법의 경우는 전극의 장착부를 닦아서 깨끗이 하는 것이 필요하고, 전극의 녹이나 더러움이 없도록 정비가 필요합니다. 사지는 충분히 신전시키고 몸이 벽에 닿지 않도록 하며, 또 주위의 금속이나 전기 기기의 영향을 받는 일이 있으므로 주의해야 합니다.

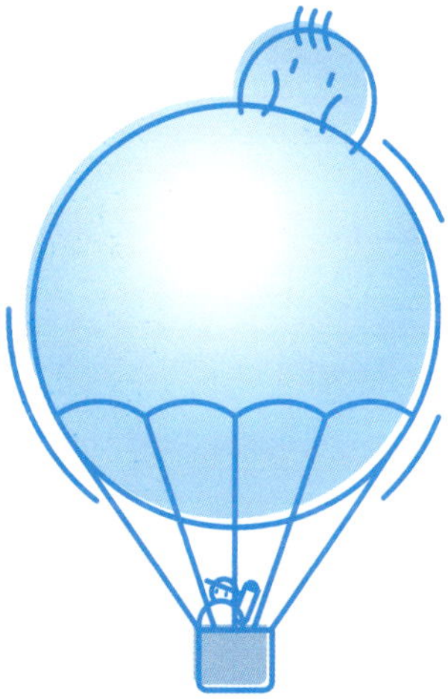

2 소아 비만이 왜 문제인가

Summary

- 현재 소아 비만이 문제가 되는 것은 다음 세 가지 점 때문이다.
- 첫째, 소아 비만이 증가하고 있어 학령기의 소아 10명 중 1명이 비만이다.
- 둘째, 소아 비만도 성인 비만과 같이 고혈압, 고지혈증, 지방간, 2형 당뇨병의 유발, 수면 시 무호흡 증후군, 운동 능력 저하, 자신감의 저하라는 심신의 건강 장애를 일으킨다. 따라서 소아의 경우에도 비만증의 판정 기준이 제안되고 있다.
- 세번째 문제는 첫번째, 두번째의 문제와 표리 관계에 있다고 말할 수 있는데, 현재 생활 환경은 소아 비만을 증가시키는 필연성이 있다는 것이다. 이것은 서구형 선진국에 공통적으로 나타나는 것으로 'obesogenic 환경' 이라고 부른다.
- 학령기의 소아는 텔레비전, 비디오, 컴퓨터 등을 통한 실내 오락에 소비하는 시간이 하루 평균 3~4시간에 이르고 있어 운동 부족의 큰 원인이 된다.
- 야간형 생활습관은 소아에게까지 미쳐 수면 부족으로 낮 동안의 활동 저하, 아침 식사의 결식과 야식 습관 등 소아 비만을 증가시키는 원인이 되고 있다.
- 대부분의 소아가 대학까지 진학하는 고학력 사회는, 소아에게 수험 공부라는 스트레스를 주고 있어 이것도 소아 비만이 증가하는 배경이 되고 있다.
- 위와 같이 소아 비만에 관련되는 문제를 근본적으로 해결하려면 사회 전체가 함께 노력할 필요가 있다는 것을 인식하지 않으면 안 된다.

소아 비만의 증가

일본의 '학교 보건 통계조사 보고서'[1)]에 비만 경향 아동의 빈도가 보고되었다. 비만 경향 아동이란, 실제로 진찰하지 않고 단지 같은 성, 같은 연령의 신장별 평균체중에 대해 체중이 120% 이상인 아동을 뜻하는 것으로 보인다. 이 비만 경향 아동의 대부분은 단순성 비만이라고 생각해도

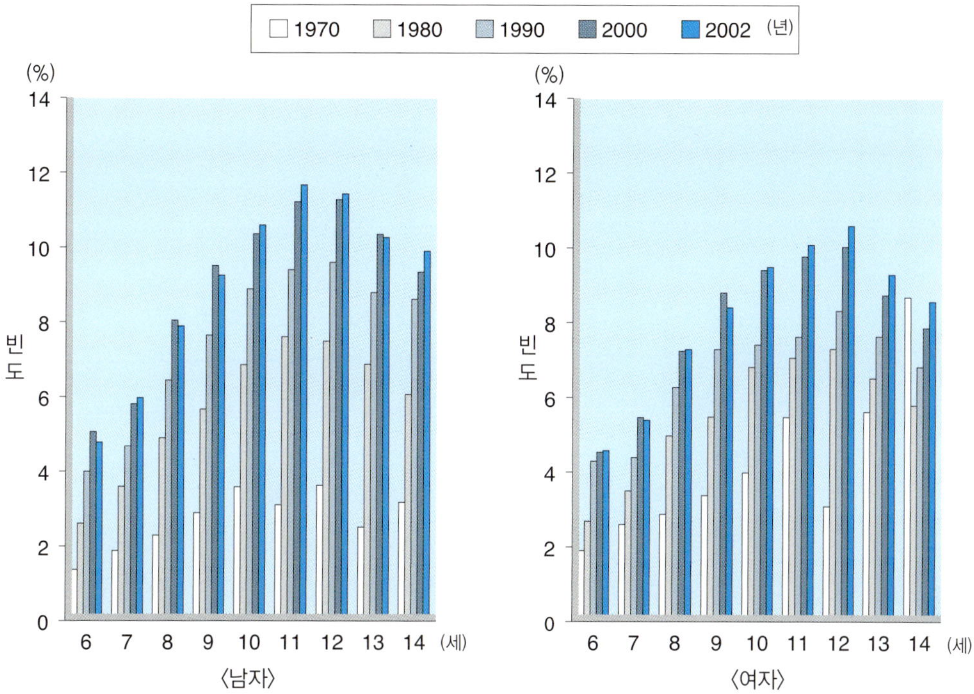

그림 Ⅰ-6 비만 경향 아동의 빈도 추이

(일본 문부과학성 : 학교 보건 통계조사 보고서)

좋다.

1970~2002년의 약 30년간 성별 · 연령별 비만 경향 아동의 빈도 추이를 그림 Ⅰ-6에 나타냈다. 이것을 보면 알 수 있듯이 이 30년 남짓한 사이에 비만 경향 아동은 2~3배로 증가하여, 지금은 학령기 소아의 10명 중 1명이 비만이다. 2002년을 보면 저연령층에서는 한계점에 도달했다고도 볼 수 있지만, 고연령층에서는 아직 증가 경향에 있어 앞으로도 주의가 필요하다.

소아 비만은 건강의 장애

비만이란 비정상적으로 다량의 체지방이 축적한 상태로, 이것은 소아 비만에서도 같다. 또 성인 비만은 질환 단위(병)로 파악되어 비만증으로 되어 있는데, 소아 비만도 비만증이라는 생각은 성인의 그것과 본질적으로 같다.[2] 단적으로 말하면, 소아 비만도 성인 비만과 같이 건강 장애를 일으키는 원인이 된다는 것이 문제이다. 특히 고도의 비만이 됨에 따라 그림 Ⅰ-7에 나타낸 것처럼 고혈압, 고지혈증과 같은 생활습관병의 위험 요소를 동반하는 비율이 눈에 띄게 높아진다.

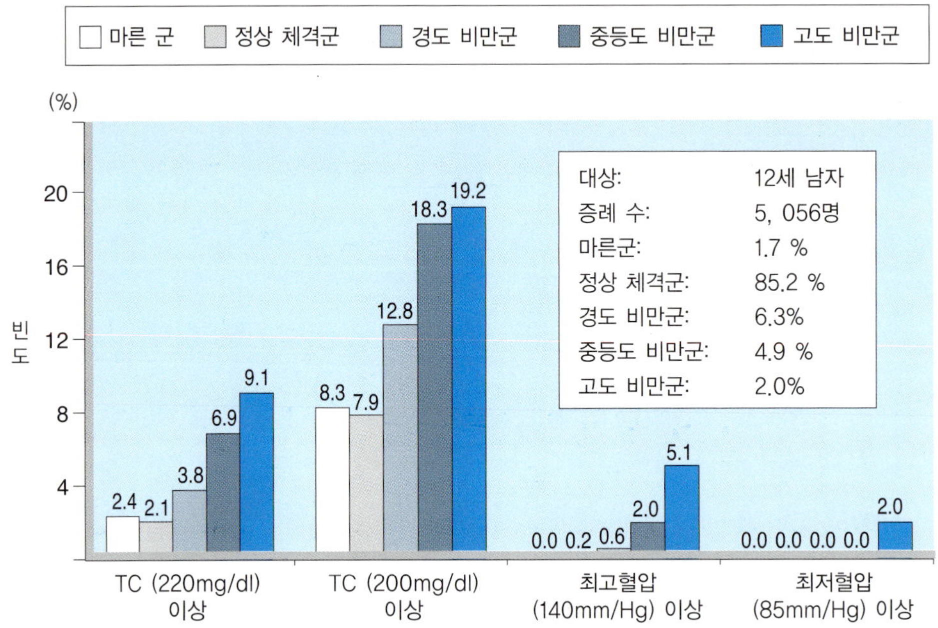

그림 I-7 비만의 정도별로 본 고지혈증과 고혈압의 빈도

(村田. 미발표 자료)

비만이 증가하는 생활환경

소아 비만이 증가해 학령기 소아의 10명 중 1명이 비만인 상황에 대해서는, 이미 말한 것과 같이 비만이 증가하는 원인으로 현재의 생활환경이 갖는 문제를 생각하지 않으면 안 된다. 지금 일본의 사회적 · 경제적 상황은 바야흐로 비만을 낳는 생활환경을 만들어내고 있다. 이러한 생활환경(obesogenic 환경)과 그것이 원인이 되어 발생하는 좋지 않은 생활 습관이 몸에 배는 문제가 해결되지 않는다면, 소아 비만의 증가를 근본적으로 해결할 수 없다.[3] 다음은 현재 소아의 생활습관 중 문제점을 설명한 것이다.

운동 부족

일본 학교 보건회의 '2000년도 소아 및 청소년의 건강상태 감시사업 보고서'에 따르면, 학교에서의 체육, 쉬는 시간의 놀이, 동아리 활동, 학교 밖에서의 운동이나 경기 등 일주일간의 총시간 수를 조사한 결과, 10~12시간 이하인 학생이 초등학교 3 · 4학년에서 남자 60%, 여자 70%, 초등학교 5 · 6학년에서 남자 55%, 여자 70%, 중학생에서 남자 50%, 여자 60%, 고등학생에서 남자 50%, 여자 70%였다.[4] 이 수치만 봐도, 요즘 아이들의 운동 부족이 분명히 나타난다.

최근 들어 학령기의 아이가 몸을 움직이지 않는 큰 이유 중 하나는 비디오를 보거나 컴퓨터 게임, 인터넷 등의 실내 놀이시간이 길다는 것이다. 그림 I-8에 일본 학교 보건회의 '2000년도 소아 및 청소년의 건강상태 감시사업 보고서'[4]를 근거로 하여 '방과 후 텔레비전 · 비디오 · 인터넷 · 컴퓨터 게임으로 보낸 시간 수'를 나타냈다. 이것만 보아도 초 · 중 · 고교생이 얼마나 긴 시간을 실내에서 보내는지를 알 수 있다.

야간형 생활 습관의 저연령화

늦게 자고 늦게 일어나는 생활 습관이 저연령화되므로써, 아침에 스스로 일어난다는 초등학생은 30% 전후이며, 중 · 고교생은 15% 전후이다.[4] 그 결과, 야식 습관이 정착해 비만이 증가하는 원인 중 하나가 되고 있다.

아침의 결식

초등학생 중 4~5%, 중 · 고교생 중 12~14%가 아침 식사를 자주 거르거나 거의 먹지 않는다고 대답하였다.[4] 문제는 아침 식사를 거르는 이유로 '먹을 시간이 없다' '먹을 생각이 들지 않는다'라고 대답한 학생이 80%를 차지한다는 것이며, 아침 식사를 하지 않는 이유는 밤샘 때문인 것으로 보인다. 아침 식사를 하지 않으면 학습 능력이 저하해 초조해진다는 도쿄 교육 연구소의 보고가 있다(1999년 4월 신문보도). 아침 식사를 거르면 낮부터 밤에 걸친 식사량이 많아져 비만의 원인이 되기도 한다.

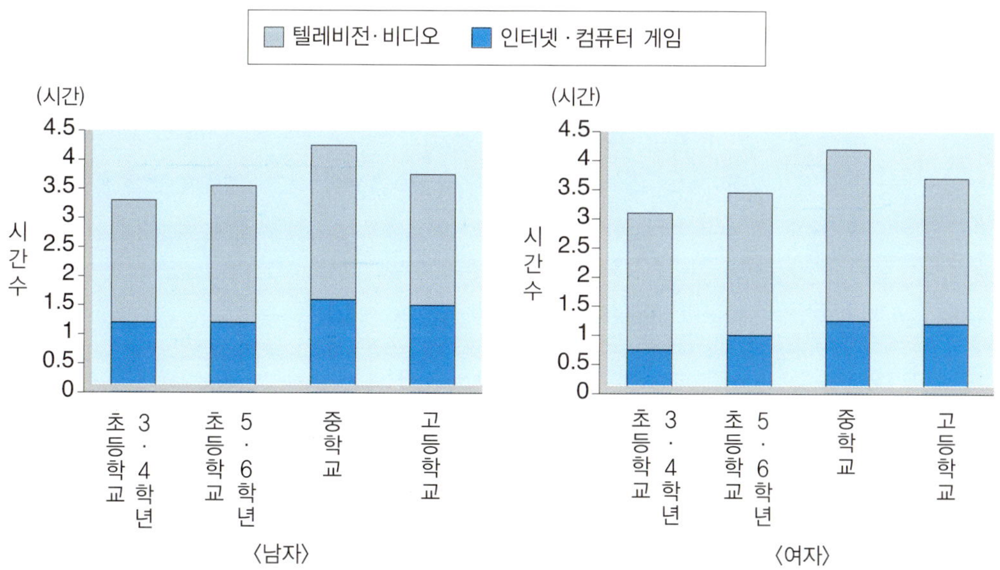

그림 I-8 조사 전일에 학교로부터 귀가 후 텔레비전 · 비디오 · 인터넷 · 컴퓨터 게임으로보낸 시간수
(일본 학교 보건회 : 2000년도 소아 및 청소년의 건강상태 감시사업 보고서)

고학력 사회

현재 아이들이 생활하고 있는 환경의 큰 문제점은 고학력 사회이다. 요즘 아이들은 중학교 때부터 고등학교로, 대학으로, 또 대학에 간다면 더 좋은 대학으로의 진학열 때문에 공부만 강요당한다. 결과적으로 고학력 사회를 만들어내는 것이다.

고등학교, 대학교에 가려면 입학시험이 있어, 명문 학교에 들어가기 위해서는 어려운 입학시험을 통과하지 않으면 안 된다. 궁핍했던 시대에는 대학에 가고 싶어도 갈 수가 없었지만 현재는 희망하면 어느 대학이라도 응시할 수가 있다. 과장하면, 많은 아이들이 쫓기는 심경으로 수험 공부를 하고 있다. 이 스트레스가 바쁜 심리적 상태를 낳고, 이것이 밤샘이나 운동 부족으로 연결되어 비만을 증가시키는 배경의 하나가 된다고 생각한다.

Q 소아 비만에 구체적으로 대응하려면 어떻게 하는 것이 좋을까요?

A 유아기의 건강진단에서는 모자건강 수첩에 기재되어 있는 유아의 신장 · 체중 곡선을 활용하고, 학교 보건에 의한 건강진단을 할 때에는 신장과 체중의 성장곡선을 활용해 조기에 비만의 신호를 찾아내 지역 보건이나 학교 보건 중에도 적절하게 대응하여 본인과 보호자를 지원해 주세요. 성장곡선의 활용법을 'Note'에 나타냅니다.

Note

성장곡선을 이용한 비만의 조기 발견

소아 비만이 증가하고 있다. 소아 비만도 성인의 비만과 같이 그대로 두면 혈압이 높아지거나 혈액 중의 콜레스테롤 수치가 높아지고 당뇨병에 걸리기도 하므로, 가능한 한 빨리 찾아내 고도 비만이 되지 않도록 조심하지 않으면 안된다. 누가 봐도 고도 비만이라고 생각할 정도가 되고 나서는 좀처럼 해결할 수가 없다.

아이가 비만하기 시작하면 가능한 한 빨리 발견해 고도 비만이 되지 않게 할 필요가 있다. 아이의 신장과 체중의 성장곡선을 그리면 비만을 조기에 발견할 수 있다. 영 · 유아기부터 사춘기에 걸친 성장기의 아이는 정기적으로 측정한 신장과 체중의 기록을 갖고 있다. 이 수치를 기초로 신장과 체중의 성장곡선을 그린다. 그림에 나타낸 것과 같이 기준선에 비해 체중의 성장곡선이 상향 곡선이면 비만이 시작되는 것이다. 이와 같이 체중의 성장곡선이 상향인 것을 가능한 한 빨리 발견하기 위해서는, 신장과 체중을 측정하는 대로 즉시 성장곡선을 그리는 습관을 들이는 것이 좋다.

영 · 유아기나 초등학교 저학년까지는 보호자나 보육자가 신장과 체중의 성장곡선을 그려주어야 하지만, 초등학교 고학년은 어른이 조금만 도와주면 신장과 체중의 성장곡선을 스스로 그릴 수 있다. 스스로 이러한 성장곡선을 그리면 자신의 발육을 알 수가 있어 매우 좋다. 체중의 성장곡선이 기준선에 비해 한 달에 한 번씩 체중을 측정하며, 3개월 후에도 체중의 성장곡선이 상향 곡선을 나타내면 가능한 한 빨리 소아과 의사와 상담한다.

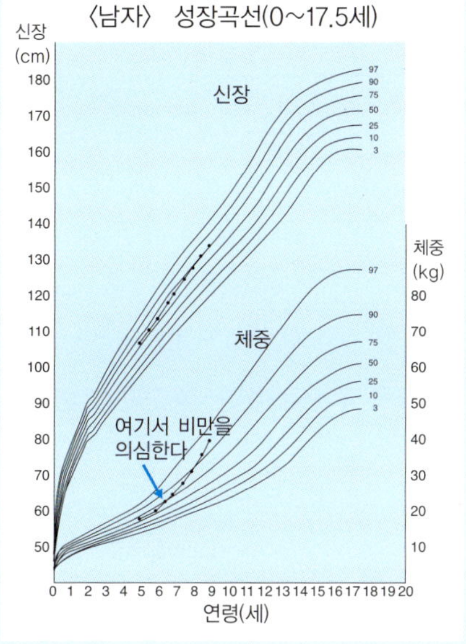

▲ **6세를 지났을 무렵부터 비만이 시작된 남아의 예**

체중이 기준선에 비해 상향이 되기 시작하면, 1개월에 1회는 체중을 측정하고, 3개월 후에도 체중의 성장곡선이 상향을 나타내면, 소아과 의사와 상담하여 적절하게 대응한다.

● 성장곡선 그리는 방법

그래프에 있는 7개의 곡선이 신장의 기준선이고, 아래쪽 7개의 곡선이 체중의 기준선이다. 이 7개의 기준선은 위로부터 97, 90, 75, 50, 25, 10, 3 백분위수 곡선이라고 한다.

97 백분위수는 같은 연령의 아이 100명을 신장 또는 체중이 낮은 쪽에서부터 높은 쪽으로 늘어놓았을 경우에 낮은 쪽에서부터 높은 쪽으로 세어 97번째, 3 백분위수는 낮은 쪽에서부터 높은 쪽으로 세어 3번째에 해당되는 신장 또는 체중을 의미한다.

신장과 체중의 측정 간격은 3~4개월로 충분하다. 측정 시점에서의 연월령을 몇 세, 몇 개월까지 계산한다. 그래프의 횡축인 연월령에 해당하는 지점에서 위로 수직 선을 연장하고, 다음에 왼쪽 종축(신장)과 오른쪽 종축(체중)의 측정치에 해당하는 점에서 똑바로 옆으로 선을 연장시켜 종횡선이 교차하는 지점을 표시한다.

연령의 증가에 따라 점과 점을 선으로 연결한 것이 신장과 체중의 성장곡선이다.

[참고문헌]

1) 文部科学省(旧文部省)：昭和 45(1970)年度，昭和 55(1980)年度，平成 2 (1990)年度，平成 12 (2000)年度，および平成14(2002)年度の学校保健統計調査報告書．財務省(旧大蔵省)印刷局，東京．

2) 朝山光太郎，村田光範，大関武彦ほか：小児肥満症の判定基準—小児適性体格検討委員会よりの提言．肥満研究，**8**：204 ～ 211，2002.

3) 村田光範：肥満をつくりだす生活環境．小児科臨床，**56**：2269 ～2276，2003.

4) 日本学校保健会：平成 12 年度児童生徒の健康状態サーベイランス事業報告書．日本学校保健会，東京，2002.

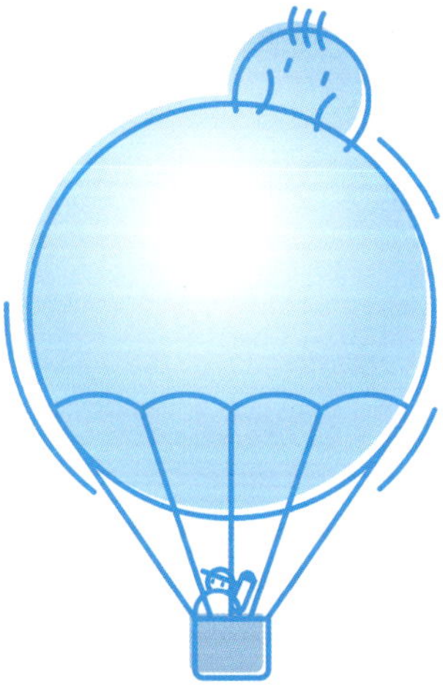

3 Life-Stage와 비만

Summary

- 소아의 비만에 대해서는 life-stage를 날실에, 비만의 정도를 씨실에 비유하여 각각의 비만아에게 대처해 나가는 것이 중요하다.
- life-stage별 특징으로서 영아기의 비만이 이후 시기의 비만에 큰 영향을 미친다는 증거는 없지만, 유아기 이후, 학령기, 사춘기의 비만은 서로 연속되기 쉽고 성인 비만으로 연결될 가능성이 높다.
- 특히 사춘기의 비만은 예후가 나쁘고, 성인 비만으로 연결될 뿐만 아니라 생활습관병에 의한 사망을 가져오는 비율이 높은 것으로 보고되고 있다.
- 예후 불량인 '사춘기 비만' 의 발생을 예방하기 위한 비만아 대책은 멀리 거슬러 올라가 유아기부터 시작하는 것이 중요하다.

소아 비만과 연령 구분

소아 비만의 예방, 치료, 예후에 대해서는 영아 비만, 유아 비만, 학령기 비만, 사춘기 비만의 4개의 연령 구분으로 나누고, 비만의 정도를 고려한 대책을 세우는 것이 중요하다(표 I-6).

영아기의 비만은 별도이며, 유아기 이후 각 시기의 비만은 연속되고 있다(그림 I-9).

소아 비만의 예방과 치료, 예후

영아 비만

영아기의 비만은 지방 세포의 증식(hyperplasia)을 동반한다는 사실로부터 장래의 학령기 비만이나 성인 비만으로 연결되기 쉽다고 생각되어 왔다. 그러나 실제로는 1세가 지나 걷기 시작하면 영아기의 비만은 급속히 완화하는 것이 일반적이다. 실험쥐를 통해 지방 세포의 증식은 모두 영아기에 한정된 것이 아니며 비만이 고도로 되면 모든 연령의 실험쥐에서 지방 세포의 증식이 나타난 것을 알 수 있다.

초등학생 중 3학년과 6학년을 대상으로 실시한 체형 조사에서 영아기의 체형은 학령기의 체형과 관계가 없는 것으로 나타났다.

영아 비만은 출생 후로부터의 기간이 짧기 때문에 유아기 이후에 발생하는 비만보다 유전의 영향을 강하게 받는 것으로 예상된다. 많은 연구 보고에서도 영아 비만의 원인으로 과식보다 활동성의 저하 쪽이 크게 관여하고 있는 것으로 여겨진다.

이렇게 보면 영아 비만의 예방과 치료에는 분유의 농도를 옅게 하거나 이유를 늦추는 것보다, 비만의 가족력이 있는 영아에 대해 소비 에너지를 증대시킬 수 있도록 적극적으로 운동을 장려하는 것이 필요하다고 생각한다.

유아 비만

유아기의 비만아는 건강하고 아프지 않으며, 활발하게 돌아다니고 식욕도 왕성하여 오히려 부모를 안심시키는 아이들이다. 따라서 1세 반~3세아이의 건강진단이나 보육원 · 유치원에서 지적되기 전에는 비만을 증상으로 자발적으로 의료기관을 방문하는 경우는 극히 드물다.

한편, 학령기 비만 쪽에서 보면 학령기의 고도 비만아는 벌써 유아기부터 비만이 되어 있는 예가 대부분이다. 즉 치료 곤란한 학령기의 고도 비만 발생을 예방하려면 유아기부터의 비만 대책이 매우 중요하다.

표 I−6에 일본의 유아기 비만 판정 기준을 나타냈는데, 그 골자는, ① 비만도+15% 이상은 '요주의'로 경과를 관찰한다, ② 비만도+40% 이상은 즉시 전문의에게 상담한다는 것이다.

유아 비만의 치료는 본인은 물론 가족도 그 필요성을 느끼고 있지 않는 시점에서부터 시작하지 않으면 안 되는 점에 어려움이 있다. 장래, 학령기 비만으로 연결되기 쉽다거나 활동성이 저하하지 않은 지금이야말로 치료를 위한 절호의 기회라는 점 등을 부모에게 이야기해, 비만 치료 의욕을 높이지 않으면 안 된다. 실제 유아기 비만은 학령기 비만에 비해 활동성의 저하는 현저하지 않으므로, 비만에 대한 가족의 인식을 높여 살찌기 쉬운 식사를 피하고 간식을 줄이는 방법에 주의하는 것만으로도 비만 치료의 효과를 얻는 경우가 많다.

학령기 비만

최근의 일본 문부과학성 학교 보건 통계조사 보고서에 의하면, 초등학교 고학년부터 중학교 1학년(10~12세) 남학생의 10명 중 1명이 비만아(비만도 20% 이상)라고 한다.

표 I-6 소아 비만 지도의 기본 방침

영아기 (0~2세)	우유를 줄이거나 이유를 늦추거나 하는 배려는 불필요 유전적으로 소비 에너지 저하가 있으므로 신체 활동을 늘린다.		
유아기 (3~5세)	비만 경향아 (비만도 15% 이상)	경도 비만 (20~39%)	고도 비만 (40% 이상)
	유아기 동안 비만도를 20%까지 억제하도록 지도 여기에는 모자 수첩의 신장별 표준체중 곡선을 활용한다.	식사 지도와 운동에 대해 개인적인 충고가 필요 간식에 주의, 실외운동의 장려 등 '식사지도'를 실시한다.	바로 소아 비만 치료 전문기관에 상담
학령기 (6~11세)	경도 비만 (비만도 20~29%)	중등도 비만 (30~49%)	고도 비만 (50% 이상)
	개별 지도가 아닌 집단으로 '건강 교육'을 실시 영양, 운동, 휴양의 중요성을 교육 경도 비만의 유지(비만도가 올라가지 않도록 주의)	비만도를 30% 미만으로 떨어뜨리도록 개별지도가 필요 학교에서의 지도가 무효한 경우는 소아과 비만아 외래에 상담	소아과 비만아 외래에 상담 소아과 외래 치료가 무효하므로 가정에서의 대응이 어려운 경우는 소아과에의 입원도 고려
사춘기 (12세~)	건강하지 못한 일상생활의 시정(대단히 어렵다). 이미 임상 검사에서 이상이 나타나는 경우가 많기 때문에 이것을 치료에 이용		

중학생이 되면 최근에는 남녀 모두 비만아의 빈도가 저하하지만, 이 경향은 특히 여자에게 현저한데, 이것은 최근의 젊은 여성들이 마른 체형을 선호하기 때문인 것으로 생각된다.

초등학교 입학 후 학년이 올라감에 따라 비만아의 빈도는 상승한다. 마치 초등학교가 비만아 발생의 온상인 것과 같은 인상을 주지만, 비만 학령기 비만의 대부분은 경도 비만이므로 중학생이 되면 신장이 급속하게 성장하여 비만이 해소되는 경우가 많다.

한 조사에 따르면, 초등학교 6학년에서 고도 비만이 되어 사춘기 비만으로 이행되는 예보다는, 3~5세의 유아기 비만이 진행해 초등학교 입학 시에 벌써 비만도가 30% 이상이 된 예가 많았다. 따라서 예후 불량인 학령기의 고도 비만을 예방하기 위해서는 반드시 유아기부터 대응해야 한다.

초등학교 재학 중에 비만 빈도가 상승하는 배경에는 신장의 성장이 연간 약 5cm로 비교적 안정적인 성장기에 있다는 생리적인 특징에도 원인이 있지만, 역시 아침 식사를 지나치게 소식 또는 결식, 편식(좋아하는 것만 과식), 간식의 과식(군것질), 운동 부족 등 현재의 초등학생에게 공통되는 불규칙한 생활양식이 최대 원인일 것이다. 따라서 학교 급식을 소재로 한 영양 교육이나 클럽 활동의 강화에 의한 소비 에너지의 증진 등을 초등학교 교육에 적극적으로 도입해야 한다.

사춘기 비만

미국이나 스웨덴 등 비만 선진국에서 사춘기 비만이 소아 비만의 장기 예후 결정에 큰 비중을 차지하는 것이 보고되었다. 일본에서는 소아 비만 치료의 역사가 아직 짧아 비만 소아의 장기 예후에 대한 보고가 적다.

일본은 교토 부립 의대 소아과의 비만아 외래 진찰자를 대상으로 비만 소아의 장기 예후에 대한 검토를 했는데, 그 결과는 다음과 같다.

① 소아 비만의 예후는 남자보다 여자에게서 양호하게 나타났다.

② 소아 비만 대책은 비만이 경도이고 연령이 낮을 때에 시작하는 편이 훨씬 효과적이다.

③ 생활습관병 보유율은 조사 시점(평균 27세)에서 비만인 경우에 의미 있게 높았다. 또 소아기에 고도 비만아였던 예 중 2명이 심질환으로 사망했다.

예후 불량인 사춘기 비만의 발생 예방

소아 비만의 치료에 종사하는 사람들은 성인 비만의 대다수가 소아 비만, 특히 고도 소아 비만의 '영락한 모습'이라고 생각하고 있다. 이러한 의미로부터도 소아과 영역의 비만 치료의 중요성이 통감된다. 게다가 스웨덴과 미국의 연구 보고에서도 사춘기 비만이 성인 비만으로 연결될 뿐더러 생활습관병의 합병이나 사망률에도 크게 관계하는 것이 밝혀졌다. 따라서 향후 이 예후 불량인 사춘기 비만의 발생 예방이 소아 비만 치료에 종사하는 모든 사람들에게 중요한 과제이다.

그림 I−9에 나타낸 것처럼 영아 비만을 별도로 하고, 이후 각 시기의 비만은 서로 크게 관련되어 있어 사춘기 비만으로 연결된다.

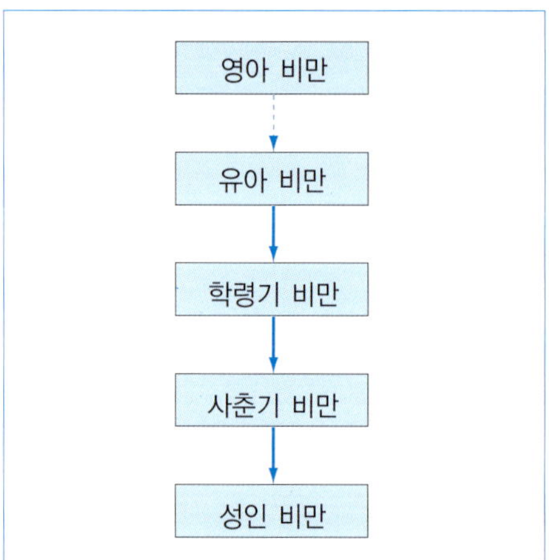

그림 I−9 소아 비만의 예후

이상과 같이 소아 비만 대책의 결정적 수단은 유아기부터의 비만 지도라고 확신한다. 즉 예후 불량인 사춘기 비만의 발생을 예방하기 위해서는 멀리 거슬러 올라가 유아기부터의 대응이 매우 중요하다고 결론지을 수 있다.

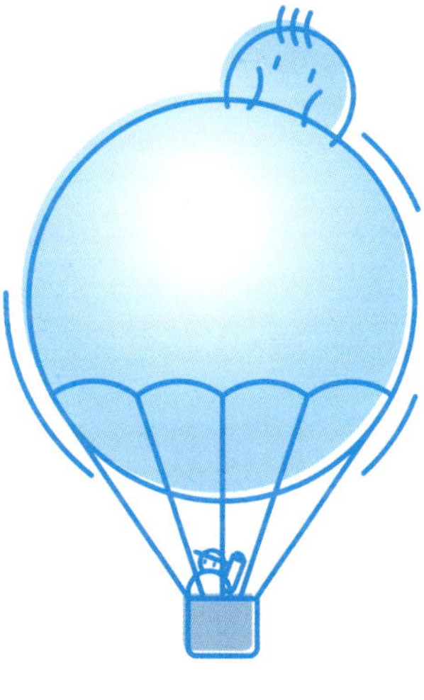

4 소아 비만증이란

Summary

- 비만증이란 '위험으로서의 비만' 의 개념에서 한걸음 나아간 '질병으로서의 비만' 이다.
- 비만은 소아기부터 아디포사이토카인(adipocytokine)의 변동에 의해 실시간으로 생활 습관병을 일으킨다.
- 성인에게 비만에 기인 또는 관련해 감량이 필요한 건강 장애로는, ① 당뇨병, 내당능 장애, ② 지질 대사 이상, ③ 고혈압, ④ 고요산 혈증, 통풍, ⑤ 관상동맥 질환(심근경색, 협심증), ⑥ 뇌경색(뇌혈전, 일과성 뇌허혈 발작), ⑦ 수면 시 무호흡 증후군, ⑧ 지방간, ⑨ 정형외과적 질환(변형성 관절증, 요추증), ⑩ 월경 이상 등의 10개 항목을 들 수 있다.
- 5세 이후의 아이가 겉보기에 분명하게 살쪄 있고 최근 갑자기 체중이 증가했거나, 또는 체지방률이 기준을 넘었을 경우에 가정에서 보아 ① 고혈압, ② 수면 시 무호흡, ③ 당뇨병, ④ 복부 둘레(배꼽 높이)가 80cm 이상인 4항목 중 하나라도 있으면 비만증이다.
- 의료 기관에서는 고도 비만 여부, CT스캔에서 내장 지방 축적이 있는지, 경부에 흑색가시세포증(acanthosis nigricans)이 있는지 등 신체 소견과 이른 아침 공복 시 채혈로 간 장애의 유무, 인슐린, 총콜레스테롤 수치, 중성 지방, 요산치 등의 상승, HDL 콜레스테롤(선옥)의 저하 유무를 조사한다.
- 피부 선조(피부의 균열), 허벅지 쓸림 등의 피부 소견, 비만에 기인하는 골절이나 관절 장애, 월경 이상, 체육 수업에서 현저하게 장애가 되는 주행, 도약 능력의 저하, 비만에 기인하는 등교 거부, 집단 따돌림 등은 참고 항목으로 '소아 비만증' 의 판정에 더해진다.

비만과 비만증의 정의

성인에서는 비만의 기준치인 BMI[체중(kg)/신장(m)²]가 25를 넘으면 건강 장애가 의미 있게 증가한다. '위험으로서의 비만' 이라는 개념에서 한 걸음 나아가 직접 병으로 연결되는 '질병으로서의 비만' 을 비만증이라고 정의한다.

소아 비만증의 병태와 치료의 의미

비만, 고혈압, 고지혈증, 흡연 등의 위험 인자가 복합적으로 상호 작용하면, 성인의 대사 증후군(metabolic syndrome)과 같이 소아기부터 동맥 경화가 촉진되는 것이 판명되어 있다.

최근의 연구에서 지방 세포로부터 아디포사이토카인(adipocytokine)으로 총칭되는 다양한 생리 활성 물질이 분비되는 것이 밝혀졌다. 비만에 의해 이러한 물질의 혈중 농도가 변동하면 인슐린 저항성(인슐린이 신체에 작용하기 어려워져 혈당 유지가 곤란하게 되거나 당뇨병을 발병하기도 함)이나 동맥 경화를 촉진하는 혈중 지질 변동의 원인이 되고, 또 직접 동맥벽에 작용하는 아디포사이토카인의 변동으로 동맥 경화가 촉진된다(그림 I-10). 지방 조직 중에서도 내장 지방은 아디포사이토카인을 많이 생산하기 때문에 내장 지방이 증가하면 이 경향이 특히 현저해지므로, 비만은 소아기부터 실시간으로 생활습관병의 토대가 되는 조직 장애를 일으키고 있다고 할 수 있다.

혈액 이상이 있는 비만아인 경우에는 동맥의 확장성이 저하하는 것을 초음파 검사로 확인할 수 있다. 소아 비만에서도 어느 정도 이상의 조건이 모이면 의학적 개입이 필요하다는 것이 소아과

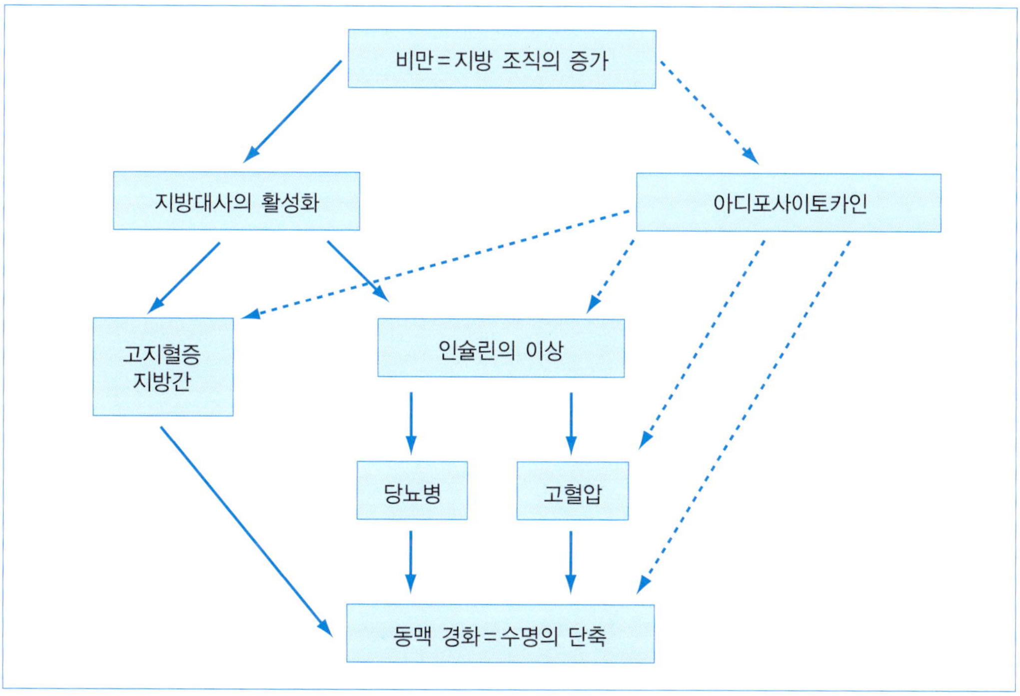

그림 I-10 아디포사이토카인과 비만의 대사 이상
실선은 지금까지의 이론에 의한 대사 이상의 성립 경로이며, 점선은 아디포사이토카인 발견 후의 경로이다.

의사들 사이에서 인식되고 있어, 성인 '비만증'의 개념에 대응하는 의학적 개입의 기준으로서 '소아 비만증'이 다음과 같이 정의되고 있다. 비만아를 지도 · 관리해 혈액 소견이나 체형을 정상화하는 것은, 성인이 된 후의 나쁜 생활 습관이나 병태를 예방하기 위해서가 아니라 현시점에서 일어나고 있는 신체의 잠재적인 이상을 없앤다는 데에 치료 의미가 있다.

비만증의 진단 기준

성인에게 '비만에 기인 또는 관련해 감량이 필요한 건강 장애'로는 ① 당뇨병, 내당능장애, ② 지질 대사 이상, ③ 고혈압, ④ 고요산 혈증, 통풍, ⑤ 관상동맥 질환(심근경색, 협심증), ⑥ 뇌경색(뇌혈전, 일과성 뇌허혈 발작), ⑦ 수면 시 무호흡 증후군, ⑧ 지방간, ⑨ 정형외과적 질환(변형성 관절증, 요추증), ⑩ 월경 이상 등 10개 항목을 들 수 있다. 비만에 관련된 건강 장애는 다양하지만 실제로 감량 효과가 크지 않은 것이나, 가성 흑색 가시세포증(소아인 경우는 가성을 생략), 마찰수포 등은 진단 기준으로부터 제외되어 있다. 성인에서 비만은 당뇨병, 동맥 경화성 심혈관 장애, 고혈압증, 통풍 등의 확실히 생명 예후를 침범하는 질환군의 유인이나 악화 인자로 자리매김해 치료의 동기 부여가 된다. 관절 장애, 수면 시 무호흡, 정서 장애 등도 비만 치료의 의학적 이유가 된다. 소아에게는 이 도식이 들어맞지 않는다(그림 I-11).

소아기에는 대사 이상은 생겨도 대부분은 무증상으로 15세 이하의 비만아에서는 당뇨병 발생도 성인에 비하면 압도적으로 적다. 고혈압에 의한 증상도 보기 드물다. 오히려 학습을 포함한 일상생활의 장애를 겪거나 외상을 입기 쉬운 일이 큰 문제이다. 따라서 ① 피부 선조(피부의 균열), 허벅지 쓸림 등의 피부 소견, ② 비만에 기인하는 골절이나 관절 장애, ③ 월경 이상, ④ 체육 수업 등에 현저하게 장애가 되는 주행, 도약 능력의 저하, ⑤ 비만에 기인하는 등교 거부, 집단 따돌림 등을 참고 항목이지만 비만증의 기준에 포함시키는 것이 필요하다.

복부 둘레, 내장 지방 면적에 의한 진단 지표

성인에서는 건강 장애를 수반하기 쉬운 고위험 비만으로서, 상반신 비만이 의심되어 배꼽 위치 CT스캔으로 측정시 내장 지방 면적의 의미 있는 증가가 증명된 비만을 들고 있다. 상반신 비만은 BMI 25 이상, 복부 둘레가 남자에서 85cm, 여자에서 90cm 이상인 경우를 말한다. 이 값은 회귀 분석에 의해 CT스캔에서 내장 지방 면적 100cm²에 상당하는 복부 둘레이며, 내장 지방 면적 100cm²는 내장 지방형 비만인 성인에 있어서의 기준치이다.

내장 지방 면적은 소아에서는 성인보다 양적으로는 적지만 5세부터 증가하는 경우가 있는 것이 알려져 있으며, 소아에서도 성인과 같이 대사 증후군과 밀접하게 관련되어 있다. 배꼽 위치에서 측정한 복부 둘레는 내장 지방 면적을 추정하기 위한 신체 계측치로서 이용된다. 내장 지방 면적은 혈액 생화학적 합병증을 예측하는 진단 지표로서, 신체 계측으로 구해지는 지표보다 뛰어나다. 또 복부 둘레도 진단 기준으로서 비만도나 체지방률보다 뛰어나다. 소아에서 대사 이상을 예

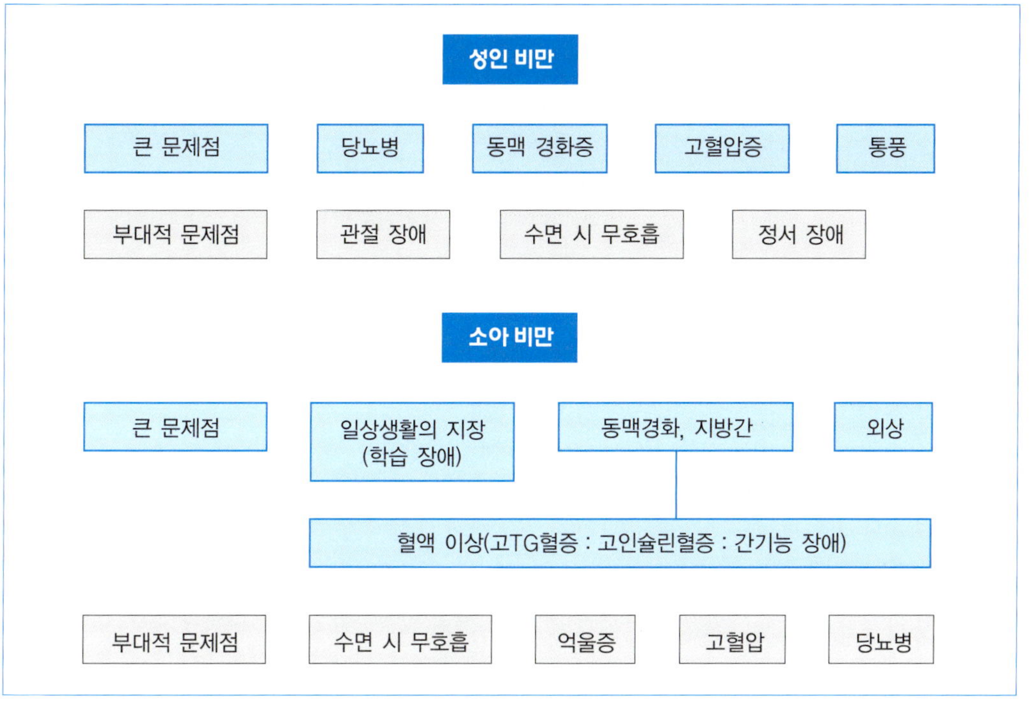
성인 비만
큰 문제점
당뇨병
동맥 경화증
고혈압증
통풍
부대적 문제점
관절 장애
수면 시 무호흡
정서 장애
소아 비만
큰 문제점
일상생활의 지장 (학습 장애)
동맥경화, 지방간
외상
혈액 이상(고TG혈증 : 고인슐린혈증 : 간기능 장애)
부대적 문제점
수면 시 무호흡
억울증
고혈압
당뇨병

그림 I-11 성인 비만과 소아 비만의 문제점의 차이

큰 문제점과 부대적 문제점의 구별은 어디까지나 출현 빈도에 의한 것이며 위독함을 나타내는 것은 아니다. (朝山. 日醫雜誌, 125(8) : SS61~SS65, 2001.)

측하기 위한 지표로서 요구되는 기준치는 내장 지방 면적이 60cm², 복부 둘레가 80cm이며 이 값을 넘으면 의미 있게 혈액 이상이 증가한다.

소아 비만증을 어떻게 판정하는가

소아 비만증의 진단 스코어를 표 I-7에 나타냈다. '비만증' 의 전제가 되는 '비만' 의 판정은 성인만큼 단순화할 수 없으며, BMI는 연령에 따라 기준치가 바뀌므로 이것을 비만 지표로 하는 것은 권장되고 있지 않다. 소아 비만 판정에는 엄밀하게는 성별 · 연령별 · 신장별 비만도의 산출이 필요하지만 전문적인 것이므로 의료 기관 외에는 보급되어 있지 않다. 한편 체지방률의 측정에는 가정용 측정기기가 보급되어 있다.

비만도 20% 이상을 의미가 있는 비만으로 판정하지만 실제로는 비만도 30% 미만의 경도 비만은 겉보기에는 별로 살쪄 있는 것처럼 보이지 않는 경우가 많다. 한편 '비만증' 에 해당하는 비만아는 눈으로 보기에도 분명하게 살쪄 있는 경우가 많다. '숨은 비만' 이라고 하여 비만도는 기준을 넘지 않아도 체지방률의 증가, 내장 지방의 증가나 대사 이상은 비만아와 다름없는 경우도 알려져 있으므로, 비만아로 의심했을 경우에는 우선 가정에서의 체크 항목을 검토하고 소아과에서 진찰받는 것이 바람직하다.

5세 이후의 아이가 ① 보기에 분명하게 살쪄 있다, ② 최근 갑자기 체중이 증가했다, 또는 ③ 가정에 체지방 측정 기기가 있는 경우는 체지방률이 남아에서 25%, 여아에서 11세 미만 30%, 11세 이상에서는 35%를 넘었을 경우에 다음과 같은 것을 검토한다. 가정에서 보아 ① 고혈압, ② 수면 시에 코골이가 몹시 심해 가끔 숨이 멈춘다, ③ 당뇨병(학교 소변 검사에서 뇨당이 검출되었음), ④ 복부 둘레(배꼽 위치)가 80cm 이상의 4개 항목 중 하나라도 있으면 즉석에서 비만증이라고 판단할 수 있다.

가정에서의 판정 이외에도 의료 기관에서는 다음과 같은 항목에 대해 판정한다. 신체 소견에 의해 비만도를 판정하는데 50% 이상의 고도 비만인지, CT스캔에서 내장 지방이 60cm² 이상인

표 I-7 소아 비만증의 진단 점수

비만의 정도
1. 비만도가 50% 미만(0점) 2. 비만도가 50% 이상(3점)
비만 치료가 특히 필요한 의학적 문제
3. 고혈압 (6점) 4. 수면 시 무호흡 등 폐환기 장애(6점) 5. 2형 당뇨병, 내당능 장애(6점) 6. 복부 둘레 증가 또는 배꼽 부위의 CT에서 내장 지방 축적(6점)
비만과 관계 깊은 대사 이상 등
7. 간기능 장애(4점) 8. 공복 시 인슐린치 상승(4점) 9. 고콜레스테롤 혈증(3점) 10. 고중성지방혈증(3점) 11. HDL 콜레스테롤(선옥) 저하(3점) 12. 흑색 표피증(3점) 13. 고요산 혈증(2점)
신체적 인자와 생활면의 문제(이 항목에서는 최고 3점까지)
14. 피부 선조, 허벅지 쓸림 등의 피부 소견(2점) 15. 비만에 기인하는 골절이나 관절 장애(2점) 16. 월경 이상(연속하여 무월경이 1년 반 이상 지속함)(1점) 17. 체육 수업 등에 현저하게 장애가 되는 주행, 도약 능력의 저하(1점) 18. 비만에 기인하는 등교 거부, 집단 따돌림 등(1점)

※5세 0개월 이후의 비만아에서 합계 점수가 6점 이상일 경우 소아 비만증이라고 진단한다.

(朝山 외. 비만 연구, 8 : 204~211, 2002.)

지, 흑색가시세포증(목에 때가 낀 것처럼 검은 것)이 있는지 등이다. 이른 아침 공복 시에 채혈을 실시해 간 장애 유무, 인슐린, 총콜레스테롤 수치, 중성 지방, 요산치 등의 상승, HDL 콜레스테롤(고밀도 지방단백 콜레스테롤) 저하 유무를 조사한다. 여기에 앞에서 말한 참고 항목으로 고려할 사항의 점수(최고 3점까지)를 포함해, 표 I-7에 나타낸 점수를 모두 더한 총점이 6점 이상이 되면 '소아 비만증'으로 판정한다. '소아 비만증'은 장래 생활습관병의 표면화를 막기 위해서 비만아를 적극적으로 치료해 상태의 개선을 도모할 것인지를 결정하는 하나의 기준이다.

Note

내장 지방

비만으로 증가하는 지방 조직은 피하 지방과 내장 지방으로 나눌 수 있다. 피하 지방은 이른바 '군살'로 몸의 여러 부위에 침착하지만, 내장 지방에 비해 에너지로 이용되기 어렵고 혈액 이상도 일으키기 어렵다고 여겨진다. 내장 지방은 혈관에 많기 때문에 이용되기 쉬워 인슐린 저항성이나 고지혈증을 시작으로 하는 대사 이상을 일으킨다. CT나 MRI로 배꼽 부위의 영상을 해석해 구할 수 있다.

아디포사이토카인

지방 조직에서 만들어지는 단백(펩티드)의 20~30%는 혈중에서 분비되고 있어, 많은 종류의 물질이 발견되고 있다. 이 중에는 림프구가 생성하고 면역 활성이 있는 사이토카인과 같은 물질이나 그와 비슷한 것이 포함되기 때문에, 지방 세포(adipocyto)가 생성하는 사이토카인(cytokine)이라는 의미로 '아디포사이토카인(adipocytokine)'이라고 총칭한다. 아디포사이토카인은 비만의 병태 생리를 규정하는 중요한 활성 물질이다.

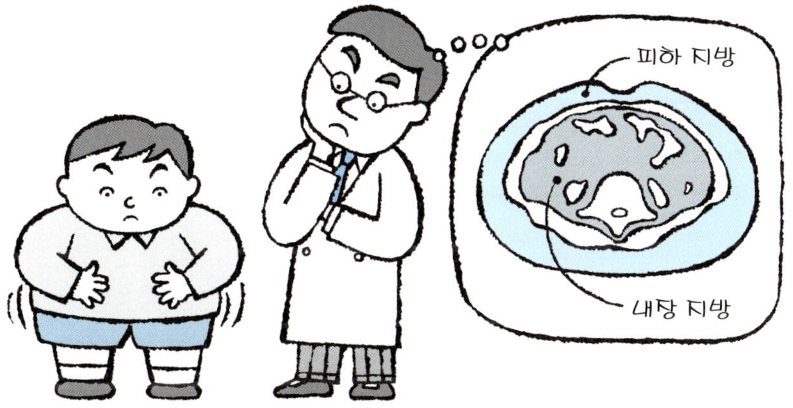

복부 비만은 내장 지방형 비만인 경우가 많다

5 소아 비만은 왜 발생하는가

유전적 요인

Summary

- 일란성 쌍생아의 연구에서 나타나듯이 비만의 발생에는 생활 습관 요인과 환경 요인뿐 아니라, 유전 요인이 관여한다. 특히 성인에 비해 생활력이 짧은 소아는 생활 습관 요인보다 유전 요인에 의한 비만이 표면화하기 쉽다고 여겨진다.
- 인간은 문명화할 때까지 기아에 노출되어 있었으므로, 지방을 축적하고 에너지 소비를 억제하는 데 적합한 유전자(thrifty gene)가 보존되었다고 생각한다. 미국의 피마 인디언은 높은 빈도로 비만과 당뇨병이 발생하는 것으로 알려져 있으며, 에너지 소비와 관계되는 β_3-아드레날린 수용체의 유전자 다형 Trp64Arg의 빈도가 높은 것이 그 일례이다.
- 한편, 질환으로서의 유전성 비만이라는 개념도 존재한다. 비만의 발생이 유전과 밀접하게 관련되어 있는 경우에 유전성 비만이라는 말이 사용된다. 예를 들어 렙틴-POMC-MC4R계의 유전자 이상에 의한 비만에서 최근 유전자 변이와 비만 발생 기전의 관련성이 밝혀졌다. 그 외 유전성 비만의 상당수의 원인 유전자는 해명되었지만 유전자 이상이 어떻게 비만에 결합되는지는 아직 규명되지 않았다.
- Prader-Willi 증후군은 영아기의 근긴장 저하, 정신 발달 지체, 저신장, 비만, 생식샘 기능 저하증 등 특징적인 징후를 나타낸다.
- Bardet-Biedl 증후군은 상염색체 열성의 유전 형식을 취해 비만, 정신 발달 지체, 생식샘 기능 저하, 다지증(polydactylism), 망막 색소 변성, 신장(腎臟) 기형을 나타낸다.
- Alström 증후군은 Bardet-Biedl 증후군과 유사하지만, 지능 저하와 다지증을 수반하지는 않는다.

비만은 유전인가

동일 가계에 비만이 집적하는 것은 잘 알려져 있지만, 그것이 환경 요인에 의한 것인지 유전 요인에 의한 것인지는 논의의 대상이었다. 1990년, 일란성 쌍생아와 이란성 쌍생아가 동거하였을 경우와 별거하였을 경우의 BMI를 각각 비교 연구했다. 일란성 쌍생아는 유전적으로 동등하다고 생각되지만 이란성 쌍생아에게는 보통의 형제자매와 같은 정도의 차이가 있다. 그 결과 일란성 쌍생아인 경우는 동거나 별거에 관계없이 BMI가 크게 관련되지만, 이란성 쌍생아의 경우는 보통의 형제자매에게 나타나는 정도의 상관이 있다(표 I-8).[1] 이것은 소아 비만이 환경 요인보다 오히려 유전 요인의 영향을 강하게 받는다는 것을 나타낸다.

비만의 원인과 유전

비만의 발생에는 생활 습관 요인, 유전 요인, 환경 요인의 세 가지가 관여한다(그림 I-12). 성인에 비해 생활력이 짧은 소아는 생활 습관 요인보다 유전 요인에 의한 비만이 표면화하기 쉽다고 여겨진다. 인간은 문명화할 때까지 기아에 노출되어 있었으므로 지방을 축적하고 에너지 소비를 억제하는 데 적합한 유전자(thrifty gene)가 보존되었다. 이 비만하기 쉬운 유전 소인에 현대 문명에 의해 만들어진 포식과 운동 부족이 더해져 비만이 발병하는 것이라고 생각된다.

한편, 질환으로 유전성 비만이라는 개념도 존재한다. 비만의 발생이 유전과 밀접하게 관련된 경우에 유전성 비만이라는 말이 사용된다. 예를 들면, 렙틴-POMC-MC4R계의 유전자 이상에 의한 비만에서는 유전자의 변이가 비만을 일으키는 기전임이 밝혀졌다. 또한 그 밖에도 유전성 비만이라고 부르는 질환군이 존재하는데, 그 중 몇 개는 원인 유전자가 밝혀져 있지만, 그 유전자 이상이 어떻게 비만과 관련되는 것인지는 아직도 분명하지 않다.

표 I-8 양육 환경의 차이에 의한 쌍생아간의 체격 관계

	남		여	
	동거	별거	동거	별거
일란성	0.74	0.70	0.66	0.66
이란성	0.33	0.15	0.27	0.25

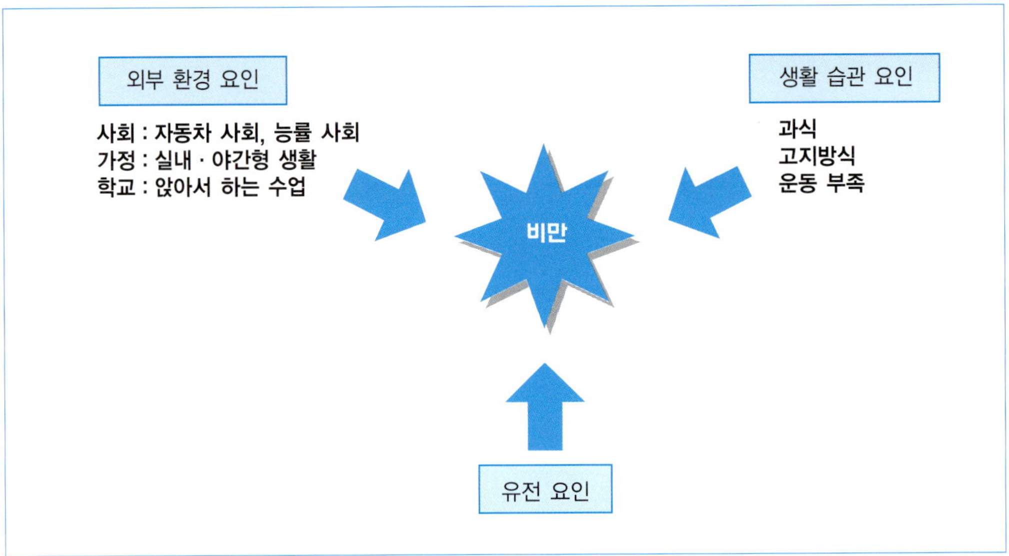

표 I-12 비만의 원인과 유전 요인
인간은 문명화할 때까지 기아에 노출되어 있었으므로, 지방을 축적하고 에너지 소비를 억제하기 위한 적합한 유전자(thrifty gene)가 보존되어 있다.

유전자 이상과 비만 발생 기전의 관련이 명확한 것

렙틴-POMC-MC4R계의 유전자 이상에 의한 비만은 유전자 이상과 비만 발생 기전의 관련이 명확하게 된 일군이다. 렙틴의 작용인 섭식 억제와 소비 에너지 저하에 의해 과식과 비만을 나타낸다(p. 45~46 참조).

그중에서도 αMSH의 수용체인 멜라노코르틴(melanocortin) 4 수용체(MC4R)의 유전자 이상에 의한 비만은 우성 유전 형식을 취해, 비만의 대부분을 차지하는 이른바 단순성 비만의 임상 증상과 차이가 없다고 여겨지고 있다. 가족성 비만에는 이 MC4R 유전자 이상이 포함되어 있을 가능성이 있다.

유전자 다형과 비만의 관련이 지적되고 있는 것

미국의 피마 인디언은 비만과 당뇨병의 발생률이 높다고 알려져 있는데, 에너지 소비와 관계되는 β_3-아드레날린 수용체의 유전자 다형 Trp64Arg의 빈도가 현저하게 높다. 그 밖에 결합저지단백(uncouling agent/UCP), 아디포넥틴, 아디포넥틴 수용체, PPARγ, PAI-1 등 섭식 조절, 에너지 소비, 지방 세포 증식과 관계되는 유전자의 다형이 후보에 올라 있다. 모두 적합한 유전자(thrifty gene)라고 생각한다.

유전성 비만

유전성 비만의 발생 기전은 아직 규명되지 않았지만 유전 요인의 존재가 분명한 것을 가리킨다. 대략 25종의 유전성 비만이 알려져 있고, 비만 이외에 다양한 임상 증상을 나타내는 증후군이 있다. 그 중 대부분의 비만이 소아기에 발생한다. 몇 개 정도는 원인 유전자의 유전자 자리가 판명되어 있는데, Prader-Willi 증후군, Bardet-Biedl 증후군, Alström 증후군이 대표적이다.

Prader-Willi 증후군은 유아기의 근긴장 저하, 정신 발달 지체, 저신장, 비만, 생식샘 기능 저하증 등 특징적인 징후를 나타낸다. 이 표현형은 15q11-13에서의 미세결실(microdeletion)이나 편친성 이체증(uniparetal disomy)에 의해 초래된다.

Bardet-Biedl 증후군은 상염색체 열성의 유전 형식을 취해 비만, 정신 발달 지체, 생식샘 기능 저하, 다지증, 망막 색소 변성, 신장 기형을 나타낸다. 원인 유전자로서 3p13-p12(BBS 3), 11q13(BBS 1), 15q22.3-q23(BBS 4), 16q21(BBS 2), 2q31(BBS 5)가 발견되고 있다.

Bardet-Biedl 증후군과 유사하나 지능 저하, 다지증을 수반하지 않는 Alström 증후군에서는 2002년에 2p13에 위치하는 ALMS1이 이 질환의 원인 유전자인 것이 판명되었다.

생활습관병으로서의 비만과 유전 요인

비만은 생활습관병 중에서 가장 중요한 인자이며, 건강한 생활 습관을 유지하는 것은 사회 전체의 비만 예방을 위해서 가장 유효한 방책인 것은 의심할 여지가 없다. 그러나 비만인 사람이 반드시 건강하지 못한 생활 습관을 갖고 있는가 하면 반드시 그렇지는 않다. 이것은 생활습관병이

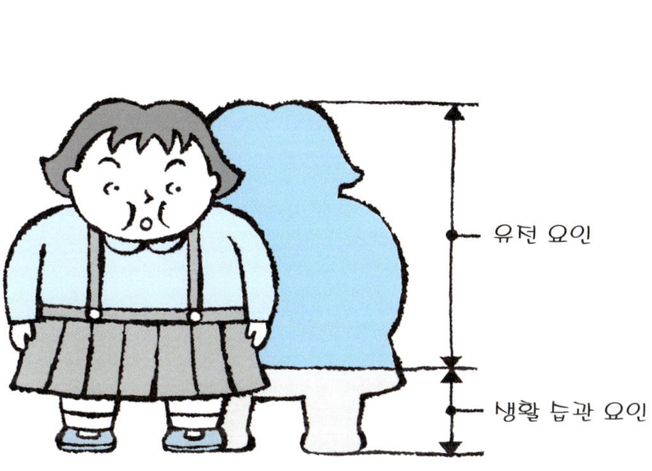

성인에 비해 생활력이 짧은 소아는 생활 습관 요인에 의해 비만이 표면화하기 쉽다

라는 조어를 만든 일본에서도, '질병의 발생에는 생활 습관 요인뿐만 아니라 유전 요인, 외부 환경 요인 등 개인의 책임으로 돌릴 수 없는 여러 요인이 관여하고 있으므로, 병이 든 것을 개인의 책임' 이라고 하는 것은 질환이나 환자에 대한 차별이나 편견이 발생할 우려가 있다는 점을 고려할 필요가 있다' 고 하여 생활습관병이라는 말 자체가 내포하는 폐해에 대해서도 언급하였다.[2)]

앞에서 말한 것과 같이 비만의 원인이 여러 가지 면에 걸쳐 있음에도 생활 습관의 개선이라는 치료법밖에 없는 현재는, 이 점을 잊어버리는 일이 없도록 주의한다. 앞으로의 비만 진료는 일률적으로 생활 습관의 개선을 요구하는 것이 아니라, 개인적인 소인에 주목한 원인 검색과 치료를 지향하는 것으로 대신할 것이다.

Note

Alström 증후군

유전성 비만의 하나로 알려진 Alström 증후군은 상염색체 열성 유전 형식을 취해 망막 색소 변성, 청력 장애, 당뇨병, 신장 장애 등 다양한 임상 증상을 나타낸다. 전형적인 임상상은 영아기부터의 수명(lucifugal) · 안진(nystagmus)과 학령기에 걸친 시력 장애, 유아기의 비만, 학령기의 인슐린 저항성 당뇨병, 세뇨관 기능 장애, 지방간을 들 수 있다. 인슐린 저항성에 의해 매우 분명한 흑색가시세포증(acanthosis nigricans)을 나타낸다. Bardet-Biedl 증후군과 매우 비슷하지만 다지증과 지능 장애가 없는 것이 특징이다. 2002년에 2p13에서 책임 유전자인 ALMS 1(12.9kb, 4,167aa)이 분류되었다. ALMS 1 단백의 기능은 규명되지 않았지만 전사 인자로서 기능을 수행하는 것으로 예상할 수 있다.

Q 유전하는 비만인지 어떻게 알 수 있습니까?

A 가족 중에 비만인 사람이 많으면 비만이 유전되어 있는 것처럼 보이지만, 가족 중에는 식습관이나 행동 양식이 같은 경향도 있기 때문에 유전에 의한 비만인지 아닌지는 즉석에서 단정지어 말할 수 없습니다. 우선 지방 분포의 특징이나 발생 연령 등의 임상 증상으로 비만의 원인이 될 것 같은 기능을 보유한 유전자의 후보를 찾아내고, 백혈구 중 DNA를 이용해 짐작했던 후보 유전자에 변이가 있는지를 조사합니다. 약 3만 개라는 인간의 유전자에는 개개인의 얼굴 모양이 다르듯이, 아주 조금씩 염기 배열에 차이가 나타납니다. 개인의 체질을 결정하는 것은 이러한 유전자의 근소한 차이지만 살찌기 쉬운 체질, 즉 유전하기 쉬운 비만인 사람에게 공통적으로 나타나는 이러한 유전자의 근소한 차이(다형태 : polymorphism)를 검출해 유전이 관계하는 비만인지 아닌지를 조사하고 있습니다.

Q 유전에 의한 비만이라고 판명되면 어떻게 치료합니까?

A 비만의 원인으로 여겨지는 유전자는 크게 나누어 섭식 조절, 에너지 소비, 지방 분화의 기능을 수행하며, 거기에 이상이 생기면 과식, 기초 대사율 저하 등의 증상을 나타내 비만에 이릅니다. 각각의 증상에 맞춘 비만의 치료 방침이 필요합니다.

MC4R의 이상일 때는 섭식 조절이 무너짐으로써 과식을 하게 되므로 식욕 조절제의 투여나 식물섬유에 의해 포만감을 얻는 등 공복감을 지표로 한 비만 치료계획을 세워야 합니다. β_3-아드레날린 수용체의 이상일 때는 소비 에너지의 저하에 따라 기초 대사율이 저하하므로 에너지 소비가 많은 근육 조직의 중량을 늘림으로써 기초 대사율을 늘리는 방향을 지향합니다(사춘기 이후).

발생 기전이 해명되어 있지 않은 유전성 비만에서는 위와 같은 방법을 취할 수 없지만, 유전자 레벨에서 진단이 확정된 것에 의해 이미 알려진 증례와 비교하여 치료방침이나 예후를 추측할 수 있습니다. 현재는 유전에 의한 비만 중에서 유전자의 기능과 비만 발생의 관련이 해명되어 있는 것은 일부에 지나지 않지만, 장래에는 각각의 유전자 기능에 근거한 비만 치료가 시행될 것이라고 생각합니다.

[참고문헌]

1) Stunkard A. J., Harris J. R., Pedersen N. L., McClearn G.E.: The body-mass index of twins who have been reared apart. N. Engl. J. Med., 1990 May 24, **322** (21):1483～1487.

2) 生活習慣に着目した疾病対策の基本的方向性について（公衆衛生審議会意見具申, 1996/12/17）.

섭식의 조절과 지방 세포의 기능

Summary

- 식욕을 조절하고 섭식 행동을 제어하는 중추는 뇌에 있다. 뇌내의 식욕 조절 기구가 점차 밝혀지고 있고, 새로운 식욕 조절 물질도 차례로 발견되고 있다. 그러나 특정 신호의 결여로 비만이 발생하는 경우는 있지만 모든 사람에게 적용할 수 있는 일반적인 비만의 발생 기전은 발견되어 있지 않다.
- 최근 렙틴이라는 식욕 억제 물질이 발견되고, 그것이 지방 조직에서 분비되어 뇌에 작용하는 것으로 밝혀졌다. 렙틴도 일반적인 비만의 원인은 아니지만, 비만 인자가 렙틴 저항성이라고 되어 있다.
- 지방 조직 발생 유전자의 검색으로 지금까지 단순한 에너지 저장 세포라고 생각되던 지방 세포가 렙틴 이외에도 매우 많은 생리 활성 물질을 분비하는 것으로 밝혀졌다. 즉 지방 세포는 뇌나 다른 장기에 명령을 내릴 수 있는 분비 세포이기도 한 것이다.
- 지방 세포에 주목한 새로운 연구의 진전으로 비만이나 비만 합병증의 원인에 관한 해명이 기대되고 있다.

뇌내에서 식욕 조절

식욕의 중추와 섭식 행동의 구조

소아 비만 증가는 최근 영양의 과잉 섭취와 운동 부족이 원인으로 되어 있다. 소아에게 한정하지 않는 비만의 원인에는 에너지의 과잉 섭취가 중요한 위치를 차지한다. 그러므로 식욕을 조정하는 기구를 밝혀내 제어하는 것은 매우 중요하다.

동물은 공복을 느끼면 섭식 행동을 개시하고 만복감을 느끼면 섭식 행동을 중지한다. 이 공복을 느끼는 중추가 뇌의 시상하부 외측야(LHA)라는 부분에 존재하고, 만복이라고 느끼는 중추가 시상하부 복내측핵(VMH)이라는 부분에 존재하는 것은 1950년대부터 알려져 있다. 실제로 매우 보기 드문 것은 아니지만, 인체에 두개 인두종이라는 종양이 침윤되면 만복감을 느끼는 중추를 파괴하고, 그 결과 과식을 불러 고도 비만을 초래하는 경우도 있다.

또한 시상하부에는 뇌실결핵(실방핵 : PVN)과 활꼴핵(궁상핵 : ARC)이라는 부위가 있어 서로 네트워크를 형성해 식욕을 제어한다. 이 기구가 차츰 명확해져 여러 가지 식욕 조절 물질도 차례차례로 발견되고 있다. 주된 것으로는 활꼴핵에 존재하는 NPY(뉴로펩티드 Y)와 AgRP(agouti

관련 펩티드)는 식욕 촉진 펩티드이며, POMC(propiomelanocortin)와 CART(cocaine-and amphetamine-regulated transcript)는 식욕 억제계의 펩티드이다. 뇌실결핵에는 억제계인 코르티코트로핀(corticotropin) 방출 호르몬과 옥시토신이 있고, 외측야에는 촉진계의 오렉신, MCH(melanin-concentrating hormone)이 있다. 또 POMC가 작용하여 생성되는 α-MSH, AgRP가 작용하는 멜라노코르틴 수용체의 중요성도 지적되고 있다.

이들 식욕 중추에는 다양한 정보가 작용한다. 체내 혈당치의 변화는 LHA에 존재하는 글루코오스 감수성 뉴런이나 VMH에 존재하는 글루코오스 수용 뉴런이 예민하게 반응한다. 또 소화관으로부터는 CCK, GLP-1, 그렐린(ghrelin) 등 식욕 조절 물질이 분비되고 작용한다. 이러한 액성 인자뿐 아니라 소화관 운동의 고립로핵(solitary nucleus)을 통한 정보, 외부로부터의 음식 정보를 처리하는 대뇌 피질, 편도체를 경유하는 정보 등이 이 중추에 영향을 준다. 뇌내에서는 모노아민에 의한 정보 전달도 중요한데, 예를 들어 탄수화물 섭취로 시상하부의 세로토닌이 매우 뚜렷하게 상승해 포만감을 느낀다.

섭식 행동과 비만

이들 식욕 조절 기구 중 하나의 이상이 비만을 초래하는 증례는 존재하지만 일반적인 비만을 설명할 수 있는 이상은 발견되지 않았다. 아주 먼 옛날부터 동물은 기아에 노출되어 있다고 생각되어 동물의 유전자에는 에너지를 절약하는 작용을 하는 것이 많다고 여겨진다. 따라서 현재의 과잉 영양 환경에서는 식욕 조절에 약간 이상이 있어도 비만이 된다고 생각한다. 그리고 식욕은 중요하긴 하지만 섭식 행동을 일으키는 조절 인자에 지나지 않는다고 생각한다. 대뇌 피질에서 판단되는 음식의 시각, 미각, 후각 등의 자극은 개인의 기호에 크게 좌우되고, 또 식욕에 관계없이 식사를 하는 경우도 있어 식생활 양식을 포함한 개인의 생활 습관이 섭식 행동에 크게 관련되어 있다고 할 수 있다.

렙틴의 발견

렙틴은 식욕 억제 물질

1994년 유전성 비만(ob/ob) 실험쥐의 해석으로 렙틴이 발견되었다. 렙틴은 지방 세포에서 분비되는 식욕 억제 물질이라는 점에서 기존의 섭식 조절 물질과는 완전히 다른 것이다. 렙틴은 시상하부에 존재하는 렙틴 수용체를 통해 섭식량의 감소를 나타낼 뿐만 아니라, 열 생성의 증가, 인슐린 분비의 저하 등과 함께 생식 기능에도 영향을 주는 것으로 밝혀졌다.

혈중의 렙틴은 활꼴핵으로부터 복내측핵, 뇌실결핵 또 시상하부 외측야에 작용해 NPY나

MCH 의 생성 방출을 억제한다. 또 이러한 영역의 바소프레신, 옥시토신, POMC 뉴런에도 작용한다. 렙틴의 주된 표적인 활꼴핵에서는 내측 활꼴핵의 NPY/AgRP 뉴런이 렙틴으로 억제되고, 외측 활꼴핵의 POMC/CART 뉴런이 렙틴에 의해 활성화한다. 또 시상하부 외측야 오렉신 뉴런은 활꼴핵의 뉴런을 통해 렙틴으로 억제된다. 이 렙틴에 의한 제어 기구는 장기적인 에너지 축적 정보를 전달하고 있다고 생각되므로, 1회의 식사로 즉시 상승하여 뇌내에서 식욕을 억제하는 세로토닌계와는 다른 것으로 보인다.

렙틴 저항성과 비만

렙틴은 생리적으로는 비만이 되면(소아도 포함) 혈중 농도가 증가해 과잉 에너지를 감소시키도록 작용한다. 따라서 렙틴이 부족하면 네거티브 피드백이 걸리지 않고 고도 비만이 되는 것으로 여겨진다. 실제로 이러한 증례는 존재하지만, 일반적으로 비만인 사람인 경우에 혈중 렙틴의 농도가 높아 렙틴의 분비 이상을 초래하므로 비만을 설명할 수 없다. 그 때문에 일반적으로 비만인 사람을 렙틴의 작용이 충분하지 않은 상태, 즉 렙틴 저항성이라고 생각한다.

게다가 소아인 경우는 렙틴이 생식 기능과도 관련이 있기 때문에, 연령에 따라서도 혈중 농도가 변화해 사춘기가 되면 여자가 남자에 비해 현저하게 높은 수치가 된다.

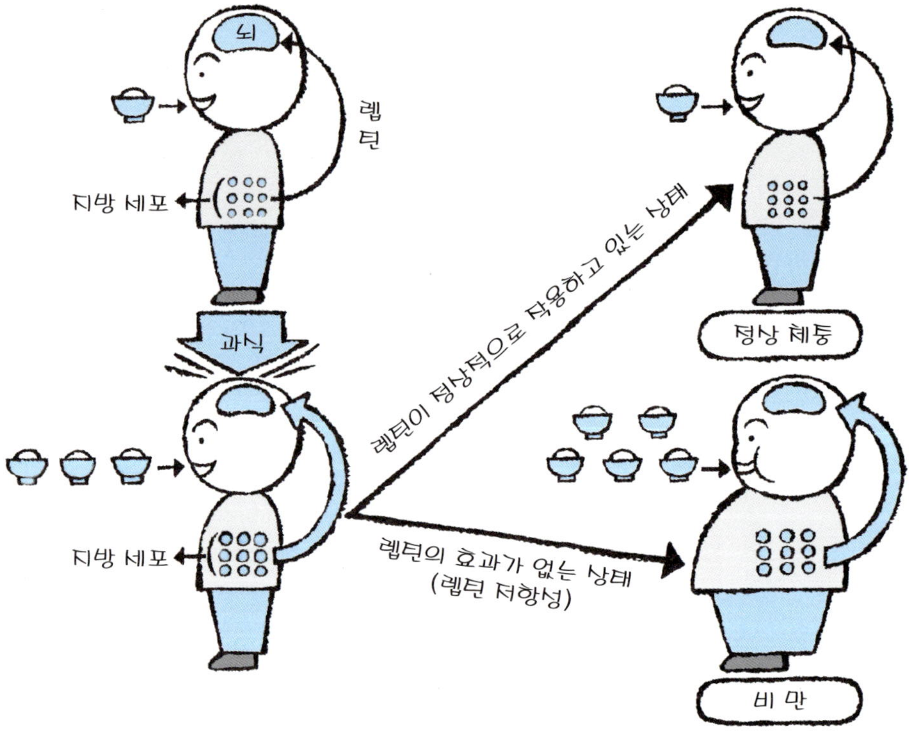

렙틴에 의한 섭식의 조절

다기능인 지방 세포

지방 세포의 기능

지방 세포의 기능으로는 잉여 에너지의 저장이 주된 것으로 생각되어 왔다. 지방 세포는 경도의 마른 체형인 경우 30μm 정도의 크기지만, 과잉 영양인 사람은 130μm 정도까지 비대해(일본인의 평균은 80μm 정도) 매우 기능적으로 크기를 바꿀 수 있는 세포이다. 지방 세포는 중성 지방으로 에너지를 축적해 크기를 증대시킨다. 그리고 에너지 필요 시에는 중성 지방의 분해 산물인 글리세롤, 유리 지방산(FFA)을 공급한다.

또 지방 세포는 크기를 바꾸는 것뿐만 아니라 증식해 수를 늘릴 수도 있다. 태아기의 마지막 2개월, 6개월까지의 영아기, 사춘기 전후에는 지방 세포의 증식이 활발하여 소아기 비만이 지방 세포 수를 증가시킨다고 여겨진다. 그러나 성인이라도 BMI 40을 넘는 고도 비만인 경우는 소형 지방 세포도 다수 보여 증식이 활발한 것으로 생각한다.

지방 세포와 아디포사이토카인

지방 세포의 에너지 축적 기구는 매우 중요하다. 그러나 최근의 지방 세포 발생 유전자의 대규모 시퀀스 해석에 의해 지방 세포로 나타나는 유전자가 분명해져, 그 결과 놀랍게도 피하 지방의 20%, 내장 지방의 30%가 분비 단백인 것이 분명해졌다(그림 I-13).

이 분비 단백 속에는 앞에서 말한 렙틴은 물론이고 인슐린 저항성에 관여하는 TNF-α, 혈관병에 관여하는 PAI-1이나 HB-EGF, 지질 대사에 관여하는 LPL이나 CETP, 염증이나 면역에 관여하는 보체(complement)나 IL-6이나 CRP, 혈압에 관여하는 안지오텐시노겐, 성 기능에 관여하는 안드로겐이나 에스트로겐 등이 포함되어 있다. 그리고 이러한 생리 활성 물질을 총칭해 아디포사이토카인이라고 부른다(그림 I-14).

지방 조직은 다른 분비 장기에 비해 체내에 다량으로 존재, 즉 체내 최대의 분비 장기라고 말할 수 있다. 그리고 발생 빈도가 가장 높았던 유전자는 지방 세포에 특이적으로 나타난 미지의 유전자였다. 이 유전자 산물을 집중적으로 연구하여 아디포넥틴(adiponectin)이라고 이름 붙였다.

이들 아디포사이토카인이 비만증에서 분비 이상을 일으켜 비만의 합병증이 발생한다고 생각되므로, 소아 비만에서도 아디포사이토카인에 주목해 비만과 비만 합병증의 원인에 대한 조사가 시작되었다.

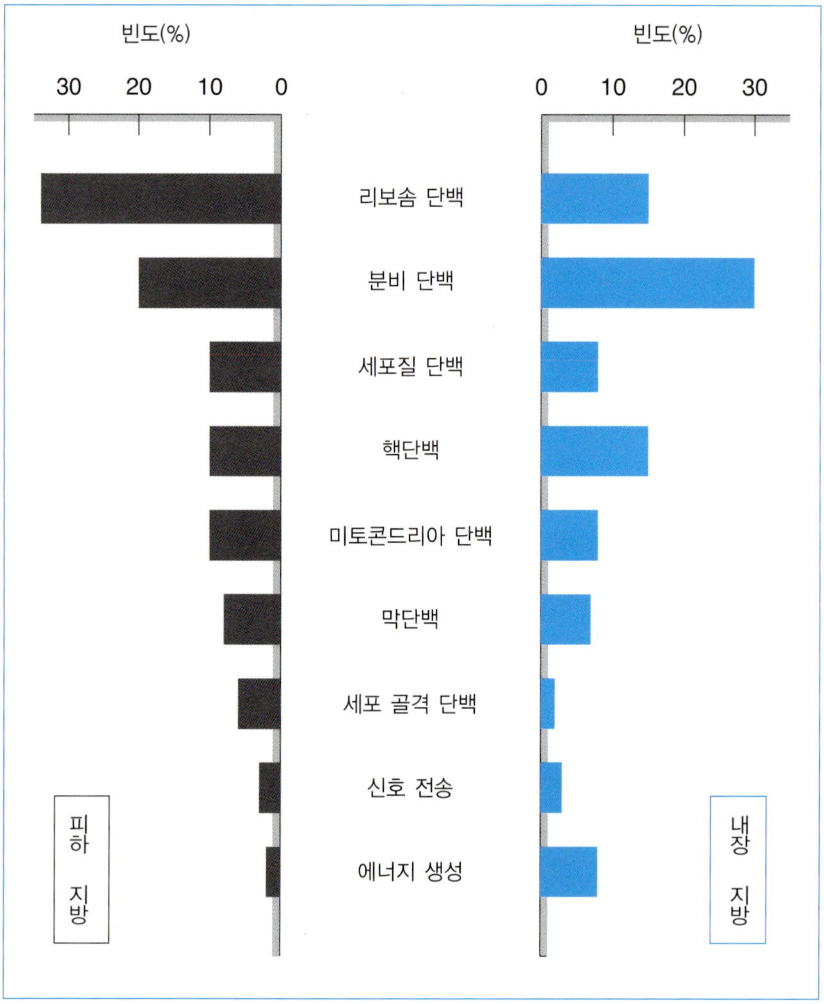

그림 I-13 지방 조직의 발현 유전자

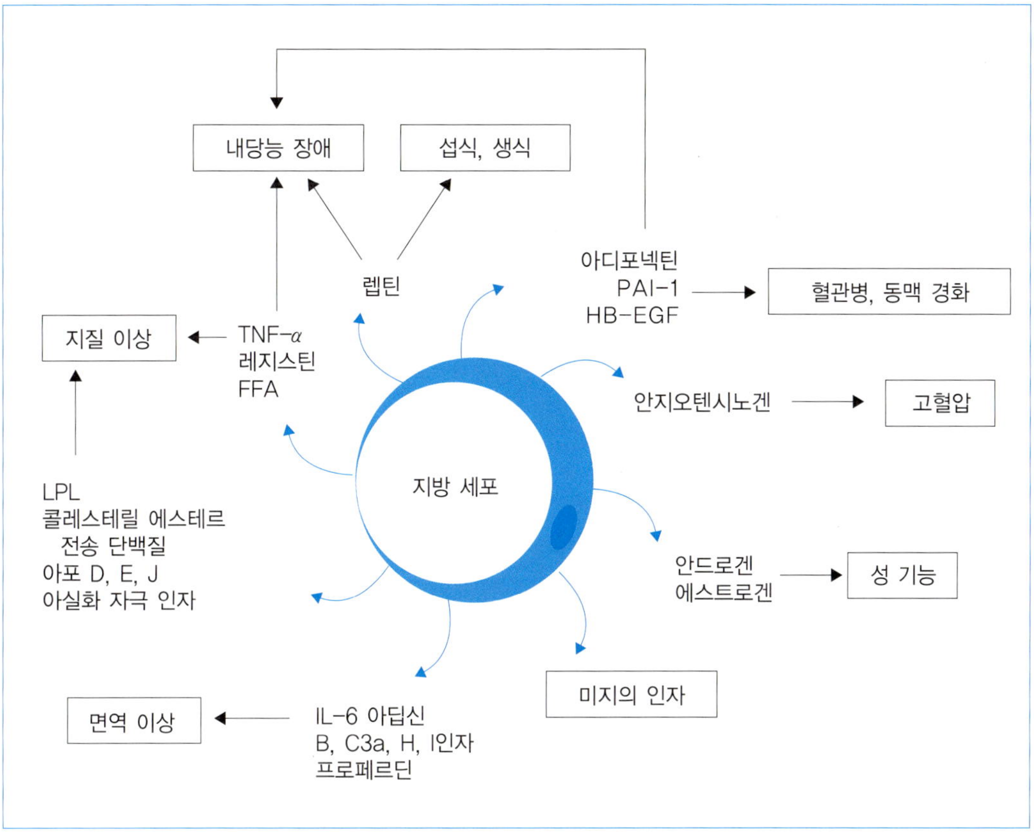

그림 I-14 다기능인 지방 세포(아디포사이토카인)

Note

아디포넥틴

지방 세포에서만 분비되는 단백이며, 최근 그 혈중 농도의 측정계가 확립되었다. 그리고 비만에 따라 혈중 농도가 저하하는 것이 분명해져 한층 더 여러 가지 병태의 임상 연구와 기초 연구가 진행되고 있다. 현재 아디포넥틴은 인슐린 저항성을 개선하는 작용, 동맥 경화의 진행을 예방하는 작용, 염증을 억제하는 작용 등 비만에 관련된 병태를 개선하는 것이 분명해지고 있다. 즉 과영양 상태가 지속되면 혈중 아디포넥틴 농도가 저하해 여러 가지 비만 합병증이 발생하기 쉽다고 생각한다. 그리고 소아인 경우에도 비만에 따라 혈중 농도의 수치가 낮아져 인슐린 저항성과도 관련이 있는 것으로 보이며, 아디포사이토카인 중에서 현재 매우 주목받고 있다.

식사, 운동과 같은 생활 습관

Summary

- 소아 비만에서 개인의 유전적 소인의 중요성이 최근 증명되고 있다. 그러나 보기 드문 단일 유전자 이상에 의한 것을 제외하면, 대부분 환경과의 상호작용에 의한 유전자 다형 때문인 것으로 생각되어, 비록 비만의 소인이 있다고 해도 아이를 둘러싼 가족이나 양육 환경에서 비만을 발현시킬 것 같은 상황을 만들지 않는 것이 중요하다.
- 그렇다 해도 현대와 같이 과식이나 편식, 그리고 점점 신체 활동이 줄어드는 생활을 영위해야 하는 가운데에서 체지방이 과잉 축적되는 메커니즘을 제거하는 것은 쉽지 않다.
- 인간은 원래 체중을 일정하게 유지하도록 되어 있지만 과식에 의한 체지방의 증가는 유지 체중을 재설정하는 것으로 추측되었다. 이것은 최근 지방 세포에서 중추로 신호를 보내는 렙틴이 발견됨으로써 뒷받침되었다.
- 즉 어릴 때부터 비만이 되지 않도록 하는 생활 습관을 기르는 것이 중요하다. 성장기부터 문제가 되는 것은 역시 영양으로서의 식사 방법과 소비 에너지에 관한 운동, 신체 활동 상태에 대한 것이다.
- 양육자의 책무로 유아기부터 적절한 식사와 운동 습관을 확립시킴으로써 우선 비만 예방에 유의하는 것이 중요하다.

Summary

영 · 유아기의 생활 습관

영 · 유아기의 비만은 기본적으로 학령기 · 사춘기 비만의 원인과 다름없이 과식이나 운동 부족으로 집약된다. 영아기의 에너지 과잉 섭취로는 모유 영양보다 혼합 영양이나 인공영양 쪽이 과체중이 되기 쉽다고 여겨진다. 서양에서는 비만의 가족력이 있는 유아에게는 이유식을 앞당기지 않게 하는 것도 권장되고 있다. 또 이유식의 제품화에서 한 걸음 나아가 반고형식 또는 고형식의 개시 시기가 앞당겨지고 있는 점이 문제가 되고 있다. 일반적으로 반고형식은 생후 4~6개월에는 줄 필요가 없으며, 당분이나 염분을 과잉 함유한 제품도 문제가 된다. 이러한 이유식 제품의 성분이나 영양가, 적절한 사용시기의 표시 등을 분명히 하는 것도 중요하다.

드물긴 하지만 출생 시에는 정상이어도 생후 수개월부터 비정상적인 과식과 고도 비만이 눈에 띄는 경우, 식욕 중추에 관한 유전적인 결함과도 관련성이 있어 비만에 관한 소아과 전문의와 상담하는 편이 좋다.

일반적으로 영아기의 비만이 유아기 후반 이후에도 지속될지 어떨지는 관련성이 적은 듯하다. 상당한 과지방의 영아라도 걷기 시작하는 것을 전후로 운동량이 많아지면 자연스럽게 비만이 해소되는 경향이 유아의 건강진단에서 자주 나타난다. 따라서 영아기에 극단적으로 모유나 분유의 양 또는 횟수를 줄이거나 농도를 묽게 하는 것은 피해야 한다. Kinugasa는 영아 비만이 실제로 유아기 이후의 비만이 되기는 어렵다고 보고하였다.

영아의 경우에도 실내나 실외 운동이 비만의 예방이나 치료의 귀중한 방법이 될 수 있다는 가능성을 찾은 연구가 있다. Roberts는 생후 3개월인 영아의 소비 에너지와 1세에 정상 체중군, 과체중군을 비교해 그 차이에 대해 연구했다. 비만인 모친으로부터 태어난 과체중군은 비만이 아닌 모친으로부터 태어난 정상 체중군과 비교해, 생후 3개월의 소비 에너지가 27%나 낮게 나타났다. 즉 영아기의 놀이방법을 연구해 신체 활동을 활발하게 해주는 것도 중요하다.

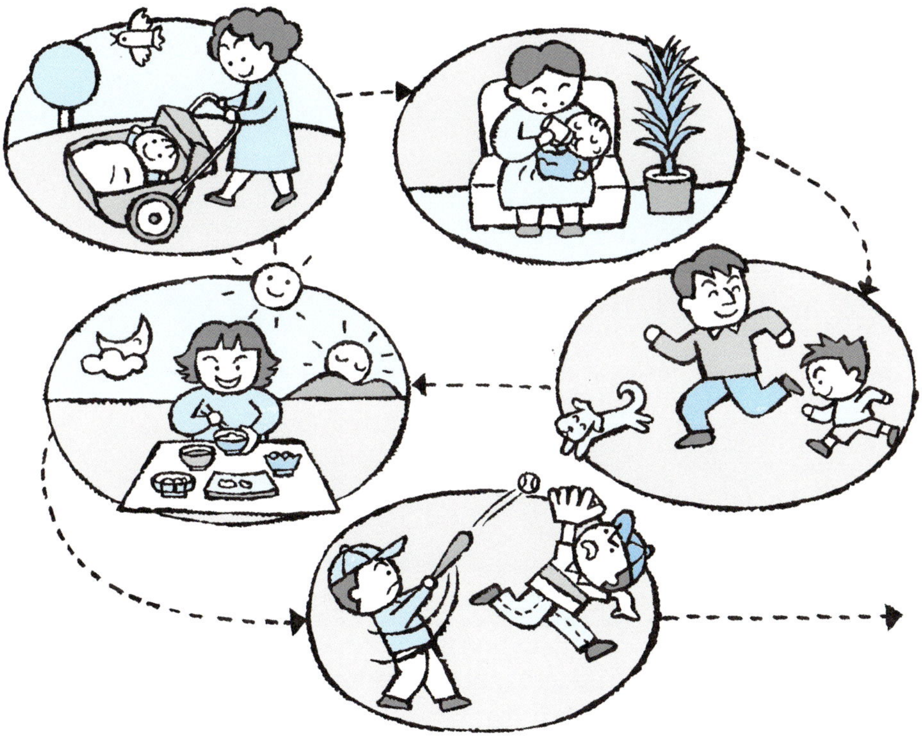

영 · 유아기부터 적절한 식사와 운동 습관의 확립에 힘써 비만의 예방에 유의한다.

학령기 · 사춘기의 생활 습관

학령기 이후가 되면 활동 범위도 집 밖으로 넓어지지만 생활양식의 흐트러짐이 문제가 된다. 청량음료, 스낵류와 같은 군것질 습관, 야간형 생활로 인한 아침식사 거르기, 육류 편식, 패스트푸드나 외식, 텔레비전이나 인터넷에 열중해 가사를 돕는 일도 없기 때문에 운동 부족에 빠지기 쉬우며, 특히 방학 때는 집에서 보내는 시간이 많아짐으로써 더욱더 비만해지기 쉽다. 이러한 생활 습관에 기인하는 비만의 발생과 악화가 특징적이다.

사춘기 이후에는 비만인 아이가 적극적으로 운동 프로그램에 참가하는 일이 드물다. 이 때문에 비만에 따르는 생활습관병, 즉 내장 지방 축적이나 인슐린 저항성에 의한 비만증을 일으킬 위험이 높아진다. 서양에서 사춘기 비만의 장기 예후로 심혈관 질환이나 소화기 질환에 의한 이환율이나 청 · 장년기의 사망률이 높음에 놀라게 된다.

반면, 생활습관병과 비만의 건강 장애에 대해 교육하여 비만 극복의 동기를 높이도록 지도하면 더욱 빠른 효과를 얻을 수 있는 경우도 드물지 않다. 사춘기의 비만 극복에는 운동을 좋아하는 친구의 존재도 중요하여 도움을 얻을 수 있다면 귀중한 기회가 된다.

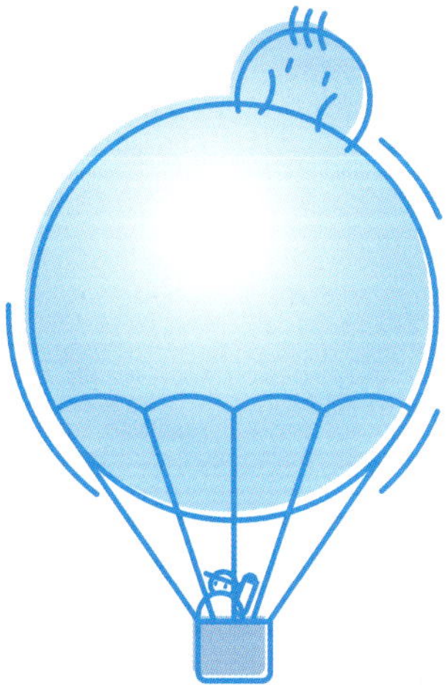

섭식과 정신적 · 심리적 요인

Summary

- 정신적 · 심리적 요소는 소아 비만의 발생 요인으로 중요하므로 병인의 규명이나 치료 시에 고려해야 한다.
- 정신적 · 심리적 환경에 문제점(학교에서의 문제, 가족 관계의 혼란, 각종 스트레스 등)이 있으면 비만의 원인이 된다. 즉 정신적 스트레스를 식사로 해소한다거나 식생활의 불규칙함 등이 초래된다.
- 고도 비만인 소아에게는 정신적 문제점이 자주 나타나 악순환을 나타낸다. 비만의 존재나 그것을 주위로부터 지적당하는 것이 정신적 스트레스를 증폭시켜 비만이 더 중증화한다.
- 사춘기는 자기를 확립하는 시기인 만큼 그에 따른 정신적 갈등이 자주 발생하여 비만 악화의 한 요인이 되는 경우도 있다.
- 치료에 즈음해서는 비만을 발생 또는 악화하는 정신적 인자가 없는지에 주의한다. 치료의 정신적 영향이나 효과에 대해서도 주목해야 한다.

정신적 · 심리적인 원인과 소아 비만

마음의 문제가 소아 비만의 원인이 되는 일이 있다. 이것은 비만의 최초 발생 요인은 아니어도 비만을 악화하고 지속시키는 요인이다. 중증화하는 비만에 잘 나타나는 양상은 정신적 문제와 비만이 악순환을 나타내는 경우이다. 즉 정신적 스트레스 때문에 식사량이 증가하거나 불규칙해지거나 또는 우울한 상태가 되어 운동량이 저하함으로써 비만이 더욱 진행한다. 비만의 진행은 그 자체가 정신적으로 영향을 미쳐 스트레스가 더 심해지고 또한 지속된다.

정신적인 요소를 알아두는 것은 소아 비만을 진료 · 지원하는 경우에 잊어서는 안 되는 점이다. 여기에는 왜 소아 비만이 지속하는지에 대한 힌트가 포함되어 있는 경우가 있다. 이것은 치료에서도 중요한 점이다. 비만 치료를 실시함으로써, 또는 정신적인 치료를 성공시킴으로써 이 악순환을 끊으면 체중 감소를 기대할 수 있다. 즉 신체와 정신의 양면에 대해 배려할 필요가 있다.

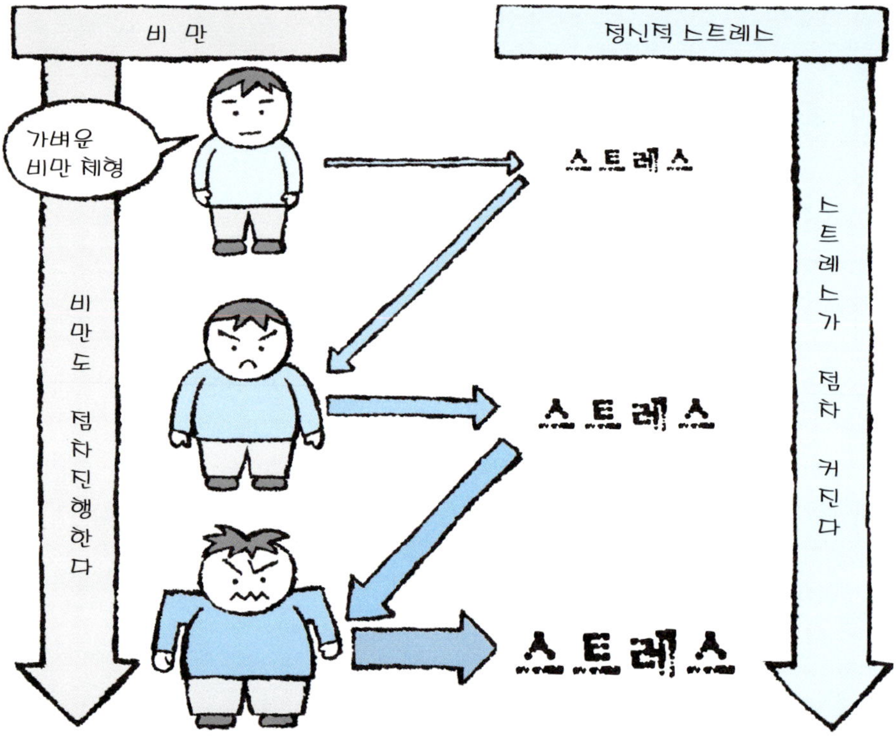

정신적 스트레스가 있으면 비만의 원인이 된다

유아기부터 학령기의 비만

이 시기는 기본적으로 부모에게 의존하는 부분이 많다. 정신적으로도 양육자의 영향을 많이 받는다. 특히 치료에서 정신적인 배려와 접근법에 대해서는 부모의 역할이 중요하다. 부모의 부재는 종종 식생활의 불안정함이나 에너지 섭취의 증가를 가져올 가능성이 있으므로 비만의 소인이 있는 아이에게는 주의가 필요하다. 부모가 소아 비만인 자녀를 극단적으로 비난하거나 질책하는 것은 정신적 상황을 악화시켜 비만의 개선으로 연결되지 않을 뿐만 아니라, 경우에 따라 비만이 더욱 진행하는 결과를 가져온다.

비만의 발생에는 소인도 크게 관여하는 경우가 많아 가족 중에 비만 경향이 있는 사람이 존재하는 경우가 적지 않다. 치료에는 가족이 모두 대처하는 것이 유효하다. 소아 비만만 문제 삼아 대응하는 것은 정신적으로도 바람직한 결과를 가져오지 않는다.

형제자매와의 관계에도 배려가 필요하다. 그들은 제일 친밀한 사람임과 동시에 가장 가까이 있는 경쟁 상대 또는 비교 대상이다. 비만이 없는 형제가 있는 경우에는 가끔 형제 사이의 갈등이 발생하는 일도 있다. 부모나 형제 중 비만인 사람이 있으면 본인도 비만에 대한 인식이나 치료의 동기를 갖기 어려운 경우가 있다. 부모나 진료를 담당하는 사람이라면 비만의 중요성에 대해 충분히 인식하는 것과 동시에, 비만 아동의 정신적 상황에 대한 이해와 공감을 가져야 한다.

사춘기의 비만과 정신적 · 심리적 특징

사춘기는 몸도 마음도 성인이 되기 위해 크게 변화하는 시기이다. 신장이나 체중, 그리고 성(性) 성숙의 면에서 현저한 변화가 있다. 이 시기에는 비만이 중증화하는 경우도 많아 성인 비만으로 연결되기도 한다. 이러한 점에서도 사춘기는 중요한 시기이다.

정신적으로는 점차 자립을 목표로 자신이 누구인지를 직시해 가는 시기이다. 이와 같이 큰 변화가 정신적 · 심리적 면에서도 일어난다는 것은 거기에 동반한 정신적 문제도 크다고 말할 수 있다. 이전까지는 부모의 보호를 받아 극복할 수 있던 것이 큰 후유증이 되는 경우가 있다.

비만이 외관상 바람직하지 않다는 생각을 사춘기에는 더 강하게, 가끔은 필요 이상으로 하기 쉽다. 자신이 어떤 체형인지 차츰 매우 궁금해진다.

유치원이나 초등학교 저학년 때는 주로 부모가 자녀의 비만을 이해하는 것이 진료의 첫걸음이지만, 사춘기에는 본인의 이해가 필수이다. 그렇지만 완전하게 자립할 수는 없기 때문에 동시에 부모의 협력도 중요하다.

스트레스와 비만의 발생

스트레스가 더해졌을 때의 반응은 세 가지로 대별된다. 즉 ① 행동 반응, ② 심리 반응, ③ 신체 반응으로 나눌 수 있다.

행동 반응이란 스트레스 때문에 생활 행동에 변화가 발생하는 것을 가리킨다. 식욕이 저하하는 일도 있지만, 스트레스에 기인하는 섭취량의 증가나 폭식, 불규칙한 식사가 나타나는 경우가 있다. 이 반응이 가장 직접적으로 음식 행동과 관련하는 반응이다. 이것은 비만의 계기가 되고 동시에 비만을 유지 · 진행시키는 구실도 한다.

심리 반응으로는 정신 상태나 기분에 영향을 줌으로써 억울함, 불안 등 각종 반응이 나타난다.

신체 반응으로는 두통, 어깨결림을 비롯하여 스트레스 궤양으로 불리는 소화기 질환에 이르기까지 각종 신체적 이상이 포함된다. 이러한 요소가 서로 관련해 비만이 촉진된다.

Q 소아 비만은 부모의 육아 방법과 관계가 있습니까?

11세 남아입니다. 초등학교에 입학했을 무렵에는 체격이 좋긴 했지만 그렇게 살이 쪘다고는 생각하지 않았습니다. 최근에는 틈만 나면 게임을 하며 시간을 보내고 주의를 주면 격렬하게 반항합니다. 학교에서 비만 경향이라는 말을 들었습니다. 저의 양육 방법이 나빴던 것일까 하고 신경이 쓰입니다.

A 초등학교에 입학할 무렵의 가벼운 비만은 체형적으로 그다지 눈에 띄지 않기 때문에 간과하는 일도 적지 않습니다.

사춘기 전후가 되면 자신의 생각대로 행동하고 싶어집니다. 이 시기는 생활이 불규칙하게 되기 쉬운 시기입니다. 그리고 주의를 주면 반발하는 것이 예사입니다. 비만이 악화하기 쉬운 연령이기도 합니다. 요즘의 비만 아이들은 많든 적든 정신적인 고민이나 스트레스를 갖고 있으므로 양육 방법만의 문제는 아닐 것입니다.

비만 때문에 발생하는 건강 장애 등을 설명하고, 이것을 극복하면 정신적인 상황도 좋아질 것이라고 기대합니다. 아이의 마음도 배려해 본인의 자립을 촉구하면서 가족 모두가 함께 비만 해소를 목표로 노력해 갑시다.

II
소아 비만증의 치료와 관리

6 비만증 치료의 방법과 접근법

Summary

- 소아 비만은 아이를 둘러싸고 있는 사회나 환경의 다양한 요인으로부터 일어나는 생활습관병이다. 그 중에서도 특히 가족이나 가정환경에 의존하는 비율이 높다.
- 비만의 성립 요인과 관련이 깊은 개별적 요인을 여러 면으로 평가하여 밝혀내는 작업이 필요하다.
- 소아 비만증의 치료를 효과적으로 실시하기 위해서는 가족의 협력이 꼭 필요하지만 반드시 그 협력을 얻을 수 있는 것은 아니다.
- 학교나 지역 사회의 대응도 필요하다. 학령기에는 운동이나 놀이를 할 때 친구의 존재가 중요하며, 협력을 많이 얻는 것이 바람직하다.
- 연장아에 대해서는 비만 치료의 필요성을 잘 이해시켜 자각적인 비만 치료의 대처를 할 수 있도록 의사나 간호사, 영양사, 양호 교사, 체육 교사 등이 연계하여 지원할 수 있도록 하는 것이 좋다.

소아 비만의 판정

소아인 경우에도 비만이 체지방량의 증가라고 정의되는 것은 성인과 다르지 않다. 따라서 엄밀하게는 체지방량을 측정하는 것이 바람직하지만, 이것은 주지된 바와 같이 직접 측정하는 것이 불가능하다. 현재 체지방으로 측정하는 것은 대부분 간접법이다. 체지방 측정법으로 성인에게 이용하는 방법 중에는 아직 소아에게 적용하기에 방법이나 기준치에 제약이 있는 것도 있다.

따라서 체격 지수에 의한 과체중의 지표로 대용하게 되는데 일본에서는 성별 · 연령별 · 신장별로 구해진 표준체중을 이용해 산출하는 비만도[100×(측정된 체중−표준체중)/표준체중 : +20% 이상]가 주로 이용된다.

체격 지수에 의한 비만의 판정은 가끔 지도의 필요성이 없는 제지방량(Lean body mass/LBM)이 많은 사람도 비만으로 잘못 판정되거나, 반대로 LBM이 적은 체형에서는 비만이 과소평가될지도 모른다. 거기서 시진이나 촉진 또는 피하 지방 두께 측정기에 의한 상완삼두근 뒤쪽 중앙이나 견갑 하부의 피하 지방 두께 측정, 또는 생체 임피던스(impedance) 법에 의한 체지방률이 판정에 참고가 된다.

시진에서 중요한 점은, 견갑 하부의 피하 지방 축적 상태가 일목요연한 경우는 배꼽 주위 지름이 큰 것과도 상관해 내장 지방 축적과도 관련이 있다는 것이다. 게다가 체간부의 피부 선이나 경부와 액와의 흑색가시세포증도 비만의 피부 소견으로 나타난다.

촉진할 때 처음에는 피하 지방을 손으로 잡을 수 없을 정도로 지방 세포가 긴밀한 상태를 고도 비만에서 경험하지만, 지도에 의한 효과가 진행되면 부드럽게 피하 지방을 잡을 수 있게 된다.

성장곡선도 증후성 비만과 단순성 비만과의 감별, 비만의 발생 시기나 유인이 된 에피소드의 분류, 나아가 치료 경과를 추적하는 데 참고가 된다.

비만 치료를 위한 접근법

가족력

단순성 비만은 가족력이 나타난다. 부모가 비만인 경우는 3세 이하의 저연령에서 비만이 발생하는 경우도 드물지 않다.

당뇨병이나 고혈압이 2세대 이상 나타날 때는 아이의 합병증으로도 특히 주의할 필요가 있다. 가족 중에 고콜레스테롤 혈증이나 60세 이전의 청년성 심근경색 환자가 있으면 비만에 의한 것뿐만 아니라 유전성 고지혈증도 고려해야 한다.

식사 방법을 볼 때 빨리 먹는 소아인 경우, 가족 중 누군가가 역시 비만이고 빨리 먹는 사람이 있는 예가 많다. 독자, 고령 초산, 조부모와의 동거도 비만의 위험 인자이다.

비만의 발생 시기

학령기의 비만은 5~6세경부터의 과식이 눈에 띄는 경우가 많다. 간식이나 식사 방법에 주의를 주는 시기에 부모의 대응이 어떠했는지, 어떤 특별한 일화가 관련되어 있는지를 확인해 두면 이후의 지도에 참고가 된다. 미숙아나 유아기 조기에 병약함 때문에 가끔 과식을 강요했던 예에서도 나타난다.

식사 조사

하루 섭취 에너지, 영양 섭취상의 조사 및 가족의 음식 행동 패턴에 대한 정보를 얻어 식사 지도의 참고로 한다. 아이는 모친과 함께 있을 때는 영양사에게 정확한 상황을 말하지 않는 경우가 있다. 몰래 먹는 것의 실태나 외식 횟수, 누구와 식사를 하는지, 하루 식사 횟수, 스낵류의 과자나 청량음료의 섭취 또는 야채를 섭취하지 않는 육식의 편식 등에 대한 정보를 정리한다.

신체 활동의 평가

학교 외 신체 활동(20분 이상)이나 학원에 다니는 것은 일주일 동안 어느 정도인지, 텔레비전 시청이나 컴퓨터 게임을 하루에 몇 시간씩 하는지도 자세하게 들어 운동이나 신체 활동을 강화하는 지도의 참고로 한다.

의학적 평가

표 II-1과 같이 소아 비만에 따르는 합병증이 있으므로 진찰과 필요한 검사를 실시한다. 이러한 비만에 따른 건강 장애를 비만증이라고 하며, 성립 요인으로 내장 지방 축적 과다와의 관계가 소아에게서 주목받고 있다. 이 중에는 2형 당뇨병, 폐색성 수면 시 무호흡 등 입원 치료에 의한 체지방의 급속한 감량을 도모할 필요가 있는 것도 있다. 의사가 비만 치료의 방침을 결정한다.

비만 치료에 대한 자각의 확인, 동기 부여

학령기 이후는 본인이 비만을 치료해야 하는 이유를 이해하고 자각하여 비만 치료로 나아가는 노력이 필요하다. 이 때문에 가족과 함께 충분한 시간을 두고 서로 이야기한다. 표 II-2와 같은 치료 지침을 기초로 일상생활에서 항목마다 개인적인 중량감의 차이나 특성을 고려하여, 구체적인 대응법을 설명하면서 자각의 확인과 동기 부여를 실시한다. 일반적으로 체중 그래프를 지속해 기록할 수 있는 소아에게는 스스로 느낀 것을 표현하게 하면 치료 성적이 좋다는 것을 경험하게 될 것이다.

표 II-1 소아 비만에 동반하는 합병증

심혈관 계통	**소화기 계통**
고혈압	담낭 질환(특히 담석)
고콜레스테롤 혈증	지방간
고트리글리세리드 혈증	**면역 계통**
저밀도 지방단백의 증가(LDL)	세포성 면역의 장애
초저밀도 지방단백의 증가(VLDL)	**근골격 계통**
고밀도 지방단백의 감소(HDL)	Blount disease
피부 계통	대퇴골두 미끄럼증
흑색가시세포증	**신경 계통**
살갗 쓸림 등	Pseudotumor cerebri
내분비 계통	**호흡기 계통**
고인슐린 혈증, 인슐린 저항성	Pickwickian 증후군
2형 당뇨병	폐색성 수면 시 무호흡
월경 조기화	원발성 폐포 저환기
	폐기능 장애

표 II-2 소아 비만의 치료 지침

1. 천식 등 기초 질환의 조절
2. 비만, 생활습관병이 가져오는 건강 유해성에 대한 설명
3. 주스, 청량음료의 금지 : 차(녹차, 홍차, 우롱차, 보리차 등), 물로 갈증을 달래는 습관
4. 간식은 하루 1회, 아침 · 점심 · 저녁의 세끼는 규칙적으로 할 것
5. 텔레비전을 보면서 간식을 먹거나 식사를 하지 않을 것
6. 야채를 먹도록 노력할 것, 스낵류의 과자를 너무 많이 먹지 않도록 주의할 것
7. 정기적인 체중 측정 : 표, 그래프에 적을 것
8. 엘리베이터나 에스컬레이터를 피하고 가능한 한 계단을 이용할 것
   택시보다는 전철이나 버스를 이용할 것(앉는 것을 피할 것)
9. 주변 정리나 가사 심부름을 함으로써 빈둥거리지 말 것
10. 방과 후에는 친구와 밖에서 놀 것
11. 인터넷이나 텔레비전을 너무 오래 보지 않도록 할 것(하루 3시간 이상은 금지)
12. 일찍 자고 일찍 일어날 것. 자기 전의 식사나 야식은 금지
13. 학교에서 쉬는 시간에는 밖에서 몸을 움직이는 놀이를 할 것
14. 학교 급식 시에는 배당된 양만 먹을 것
15. 집에서 눕는 것은 이불이나 침대 위에서만
16. 학교 외에서의 보행이나 운동(수영, 줄넘기, 토끼뜀, 팔굽혀펴기, 조깅, 하이킹, 등산, 구기, 이벤트 참가, 공작 교실 등)을 가족과 함께

※위의 항목들 중에 실행할 수 있는 것을 골라 대조표를 만들자.

(일본 대학 의학부 소아과)

Note

단순성 비만

원인이 되는 질환이 없는 비만으로 대다수의 소아 비만은 단순성 비만이다. 비만이 되기 쉬운 체질이나 생활 습관에 의해 발병한다. 부모님을 비롯하여 가족 중에 비만인 사람이 존재하는 경우에 많이 나타난다. 소아기에는 같은 연령의 아이들에 비해 키가 큰 것이 일반적이다.

증후성 비만

어떠한 질환이 원인이 되어 발생하는 비만으로, 선천성 질환인 Prader-Willi 증후군, 스테로이드 호르몬의 과잉 분비가 원인인 쿠싱(Cushing) 증후군을 시작으로 하는 질환이다. 비만과 함께 원인 질환에 의한 증상도 동반한다. 저신장, 성(性) 성숙의 이상, 정신발달 지체 등이 있으면 증후성 비만에 주의가 필요하다.

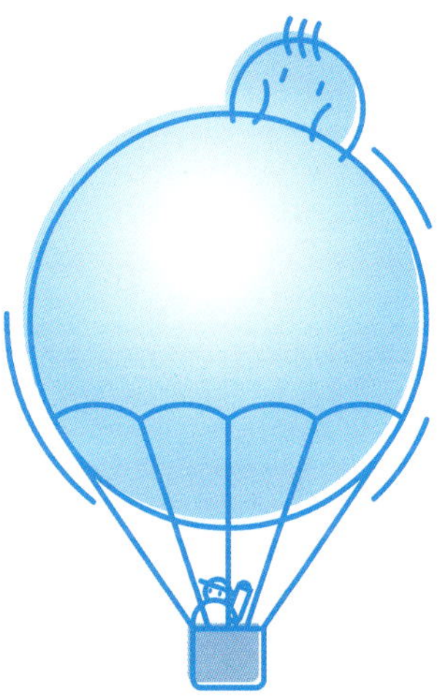

7 식사 요법의 진행 방법

Summary

- 소아 비만은 성장기에 있다는 것을 인식하고 있지 않으면 안 된다.
- 체중 감소를 위해 섭취 에너지를 극단적으로 제한하는 것은 예외적이며, 경도 비만이면 생활 습관만 재점검하며 칼로리 섭취량은 제한하지 않는다.
- 소아 비만 치료의 원칙은 다음과 같다.
  ① 성장 · 발달을 방해하지 않을 것
  ② 비만도의 완화에 중점을 둘 것
  ③ 가족의 협력을 중시할 것
  ④ 지도 내용이 알기 쉬울 것
- 식사 요법으로는 '일본인의 영양 소요량' 을 참조한다.

소아 비만에 대한 식사 요법의 고려 방법

소아 비만은 어른의 비만과 달라 성장기에 있다는 것을 인식하고 있지 않으면 안 된다. 체중 감소가 필요한 경우에 섭취 에너지를 극단적으로 제한하는 것은 오히려 예외적이다. 경도 비만이면 식습관이나 신체 활동 등 생활 습관만 재점검하고 섭취 에너지는 제한하지 않는다.

소아 비만 치료의 원칙은 ① 성장 · 발달을 방해하지 않을 것, ② 비만도의 완화에 중점을 둘 것, ③ 가족의 협력을 중시할 것, ④ 지도 내용이 알기 쉬울 것 등이다. 특히 가족의 협력 체제를 끌어내기 위한 노력이 필요하다.

식사 요법에 대해서는 '일본인의 영양 소요량' 을 참조한다. '일본인의 영양 소요량' 은 건강인을 대상으로 해 국민 건강의 유지 · 증진을 위해 표준이 되는 에너지와 각 영양소의 섭취량을 나타낸 것이다(표 II－3, 144~147쪽의 부표 3, 4).

제 6차 개정에서는 종래의 영양 결핍증 예방과 함께 한층 더 나아가 과잉 섭취에의 대응도 고려되어 있어 식사 섭취 기준이라는 서양과 같은 개념이 포함되어 있다(그림 II-1). 생활 활동 강도에 대해서는 표 II-4에 나타낸 것과 같이 기초대사량을 기초로 4단계로 정해져 있고, 많은 일본인은 II(약간 낮다) 구분에 해당한다.

소아의 영양 교육 중 하나로 미국 농무성의 푸드 피라미드(Food pyramid)가 유명하지만, 식생활 문화가 다른 우리나라의 소아에게는 이것을 개량한 그림 II-2와 같은 일본의 음식 교육 모델이 참고가 될 것이다.

특히 초등학교 고학년인 아이에게는 식습관을 포함하여 행동 변화를 촉진하기 위한 인지행동요법의 수법을 도입한 표 II-5와 같은 대조표를 이용하면 좋다. 대조표 평가 시에는 가능한 한 칭찬을 해주도록 유의한다. 가족의 협력이 반드시 필요하며, 식생활의 변화를 위해서는 가족 전체가 일치된 가치관을 가질 수 있도록 지원해야 한다.

표 II-3 생활 활동 강도별 에너지, 지방질, 단백질의 소요량

생활 활동 강도별 에너지 소요량(kcal/일)									지방질 소요량	단백질 소요량 (g/일)	
연령(세)	생활 활동 강도								지방 에너지 비율(%)	남자	여자
	I(낮음)		II(약간 낮음)		III(적당함)		IV(높음)				
	남자	여자	남자	여자	남자	여자	남자	여자			
0~(개월)	110~120kcal/kg								45	2.6/kg	
6~(개월)	100kcal/kg								30~40	2.7/kg	
1~2	—	—	1050	1050	1200	1200	—	—	25~30	35	
3~5	—	—	1350	1300	1550	1500	—	—		45	
6~8	—	—	1650	1500	1900	1700	—	—		60	55
9~11	—	—	1950	1750	2250	2050	—	—		75	65
12~14	—	—	2200	2000	2550	2300	—	—		85	70
15~17	2100	1700	2400	1950	2750	2200	3050	2500		80	65
18~29	2000	1550	2300	1800	2650	2050	2950	2300	20~25	70	55
30~49	1950	1500	2250	1750	2550	2000	2850	2200		70	55
50~69	1750	1450	2000	1650	2300	1900	2550	2100		65	55
70 이상	1600	1300	1850	1500	2050	1700	—	—		65	55
임 부	+350kcal								20~30	+10g	
수유부	+600kcal								20~30	+20g	

(제 6차 개정 일본인의 영양 소요량)

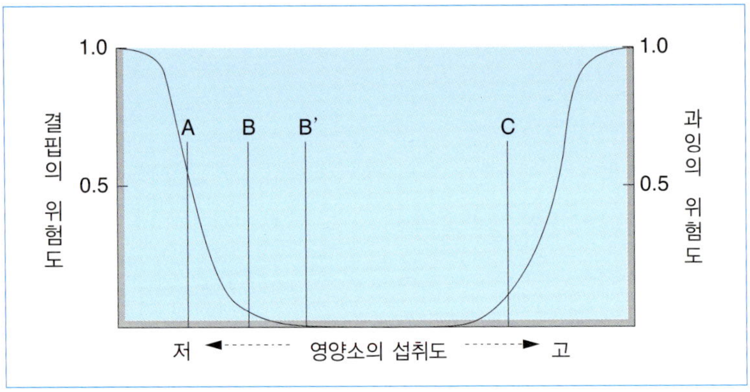

그림 II-1 식사 섭취 기준

A : 평균 필요량
B : 영양 소요량(평균 필요량이 산정되는 경우)
B′ : 영양 소요량(평균 필요량이 산정되지 않는 경우)
C : 허용 상한 섭취량

(제 6차 개정 일본인의 영양 소요량)

표 II-4 생활 활동 강도의 구분(기준)

생활 활동 강도 지수 (기초대사량의 배수)	일상생활 활동의 예		일상생활의 내용
	생활동작	시간	
I (낮음) 1.3	안정	12	산책, 쇼핑 등 비교적 느린 1시간 정도의 보행 외 대부분은 앉아서 독서, 공부, 담화, 또는 앉거나 누워서 텔레비전을 보거나 음악 감상을 하는 경우
	서 있기	11	
	걷기	1	
	빨리 걷기	0	
	근육운동	0	
II (약간 낮음) 1.5	안정	10	운동, 일 등으로 2시간 정도의 보행이나 승차, 접객, 가사 등 서서 하는 업무가 비교적 많은 것 외에 대부분은 앉아서 하는 사무, 담화 등을 하는 경우
	서 있기	9	
	걷기	5	
	빨리 걷기	0	
	근육운동	0	
III (적당함) 1.7	안정	9	생활 활동 강도 II(약간 낮음)인 사람이 1일 1시간 정도는 빠른 걸음이나 사이클링 등 비교적 강한 신체 활동을 실시하는 경우나, 대부분 서서 하는 작업이지만 1시간 정도는 농업, 어업 등 비교적 힘든 작업에 종사하는 경우
	서 있기	8	
	걷기	6	
	빨리 걷기	1	
	근육운동	0	
IV (높음) 1.9	안정	9	1일 중 1시간 정도는 격렬한 트레이닝이나 목재의 운반, 농번기의 농경 작업 등과 같은 힘든 작업에 종사하는 경우
	서 있기	8	
	걷기	5	
	빨리 걷기	1	
	근육운동	1	

※생활 활동 강도 II(약간 낮음)는 현재 일본인 대부분이 해당하는 것이다. 생활 활동 강도 III(적당함)은 국민이 건강인으로서 바람직한 에너지 소비를 해 활발한 활동을 하는 경우이며 바람직한 목표로 삼고 있다.

(제 6차 개정 일본인의 영양 소요량)

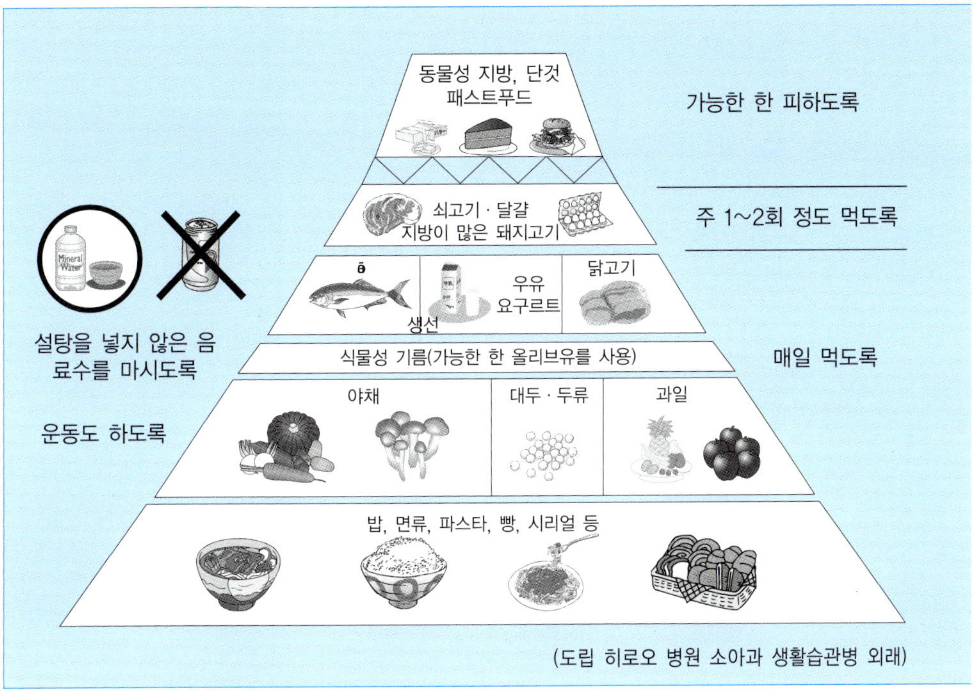

그림 II-2 소아를 위한 식사의 기준

표 II-5 생활 습관 개선을 위한 대조표

확인한 날	/	/	/	/	/	/	/	합 계
아침 식사는 확실히 먹기								
식사할 때는 정해진 분량만 먹기								
야식 먹지 않기								
패스트푸드 먹지 않기								
무설탕 음료 마시기								
텔레비전 시청이나 컴퓨터 게임을 2시간 이상 하지 않기								
몸을 움직여 가정에서 심부름하기								
합 계								

※점검 방법 :
매일 자기 전에 그날의 일을 되돌아본다. 7개의 항목을 지켰으면 ○표를, 못 지켰으면 ×표를 한다.
합계란에는 ○표 1개를 1점으로 하여 그날의 합계 점수를 기입한다.

〔内田則彦. 일본 소아과 학회지, 100(11) : 1742~1748, 1996.을 일부 개정〕

소아 비만에 대한 식사 지도의 실제

영아 비만의 식사(표 II-6)

1세 미만에서는 에너지 제한을 실시하지 않는다. 탄수화물과 간식을 너무 많이 먹지 않도록 하고 실외의 놀이를 장려한다.

표 II-6 영아 비만의 에너지 설정 예

6개월 미만	110kcal/표준체중 1kg
6개월 이상~1세	90kcal/표준체중 1kg

(前坂, 1980)

비만인 유아와 학령기 아동의 식사(표 II-7)

유아인 경우는 비만아 본인은 물론 부모도 비만 치료의 필요성을 자각하고 있지 않는 경우가 많아 대처하기가 어렵다. 편식을 바로잡고 간식도 1회의 식사로 간주하여 지도한다.

학령기에는 비만도의 경중에 따라 식사 치료도 다르다.

표 II-7 비만인 유아와 학령기 아동의 영양 배분 예

	보통식	소아 비만식
탄수화물	60~65%	40~50%
단백질	15%	20%
지방	20~25%	30~40%

※5세 이상은 연령에 해당하는 칼로리의 20~25%를 제한한다. 또는 신장에 대한 표준체중 1kg당 60kcal로 한다.

사춘기 비만의 식사

사춘기 비만의 영양 배분은 유아와 학령기 아동과 같이 탄수화물을 줄이고 저에너지식으로 한다(500~1,500kcal/일). 또 이 시기에는 지방간이나 고지혈증 등 비만증도 자주 나타나게 된다. 그 경우에는 의학적인 평가와 대처가 필요하다.

Note

소아 비만에 대한 식사 요법의 종류

1. 평상시의 식사 요법

연령, 신장, 생활습관에 따른 적절한 에너지나 영양 섭취의 확립을 목적으로 한다. 비만아인 경우, 일반적인 식사 요법을 실시하면 정상의 체중 증가와 성장은 있어도 체중은 종종 변화하지 않는다. 이것은 비만아의 에너지 수요가 일반적인 권장 평균을 넘기고 있기 때문이다.

2. 저에너지 식사 요법(Balanced low-calorie diet/BLCD)

통일된 정의는 없지만, 많은 연구자들은 권장 영양 소비량의 3분의 2 정도로 설정하였다.

예) 학령기인 경우

총에너지	: 연령별 에너지 소비량의 65%
단백질	: 총에너지의 20%
지방	: 총에너지의 30%
탄수화물	: 총에너지의 50%
P/S비	: 1.0~1.2(P/S비란, 다가불포화 지방산/포화 지방산의 비)
식물섬유	: 15~20g/일

3. 초저에너지 식사 요법(Very-low-calorie diet/VLCD)

단백질 66%, 지방 24%, 탄수화물 10%로 구성되며, PSMF(Protein-sparing modified fast)라고도 부른다. 급속히 체중이 감소해도 제지방 조직은 사용되지 않았다고 상정된 경우에 실시된다.

예) 액체의 포뮬러 다이어트(상품명 옵티패스트)

총에너지	: 420kcal
단백질	: 70g
탄수화물	: 30g
지방	: 2g(비타민 A, B_1, B_{12}, C, D 함유)

8 운동 요법의 진행 방법

Summary

- 소아 비만증의 치료 목표는 정상적인 심신의 발육을 방해하지 않고 체지방을 감소시켜 비만에 따르는 의학적 이상이나 대사 장애를 완화하는 것이다.
- 운동 요법에는 에너지 소비량의 증대, 안정 시 기초대사율의 증대, 제지방 체중의 유지, 고지혈증 · 고혈압의 개선, 스트레스 완화, 체력이나 심폐 능력의 향상 등 비만증을 개선하는 효과가 있다. 유산소 운동은 비만아의 과잉 내장 지방 축적의 개선에 유효하다.
- 성장 · 발달 중에 있는 아이들에게 신체 활동 증진을 위한 지도나 운동 요법은, 운동에 대한 열등감 극복이나 건전한 자기상(self esteem)의 확립과 같은 효과도 기대할 수 있다. 그러나 운동 요법 단독으로는 비만 개선 효과가 불충분하므로 식사 요법이나 생활 지도를 포함한 포괄적인 지도가 필요하다.
- 비만아에 대한 운동 요법을 실시할 때는 대상아의 운동에 대한 준비성이나 유산소 운동 능력을 객관적으로 평가할 필요가 있다. 이 때문에 메디컬 체크를 실시하고 가능하면 운동 부하 시험도 실시한다.
- 준비성이 낮고 운동 습관이 전혀 없는 사람에게는 일상생활에서 신체 활동을 늘리도록 하는 것부터 시작한다. 어느 정도 운동 습관이 있는 사람에게는 작성한 운동 처방을 근거로 하여 강도가 낮은 운동부터 시작해 점점 강도를 높여 간다. 운동 종목을 선택할 때는 대상아가 좋아하는 운동을 채택하여 즐겁게 몸을 움직일 수 있도록 배려하는 것도 필요하다. 그리고 보호자에 대해 운동 요법을 지원하기 위한 환경 정비를 의뢰하는 일도 중요하다.

어린이의 신체 활동 현상과 비만증

일본 학교 보건회의 '초등학생 건강상태 감시사업 보고서' 에 따르면, 초등학생의 신체 활동시간의 평균치는 해마다 줄어들고 있으며, 이 경향은 중학생이나 고등학생에게서 현저하다(그림 II-3). Okuni는 비만의 정도가 높을수록 텔레비전이나 비디오의 시청 시간이 길어진다는 것을 보고하였으며, 일본의 아이들도 거의 몸을 움직이려 하지 않음으로써 활발하지 않은 생활 습관이 만연해 있다. 본래 활동적이어야 할 아이들의 운동 습관이 없어짐에 따라 소아기부터 비만증을 비롯한 다양한 건강 장애가 발생하는 것이다.

어린이 비만 치료에서 운동 요법의 역할

에너지 섭취량보다 에너지 소비량이 적으면 비만이 발생한다. 에너지 소비량은 기초대사와 신체 활동에 이용되는 에너지의 총계이며, 에너지 소비량의 개인차는 주로 신체 활동량에 따라 규정된다.

비만 원인에 대한 운동 요법의 효용으로 에너지 소비 증대, 안정 시 기초대사율 증대, 제지방

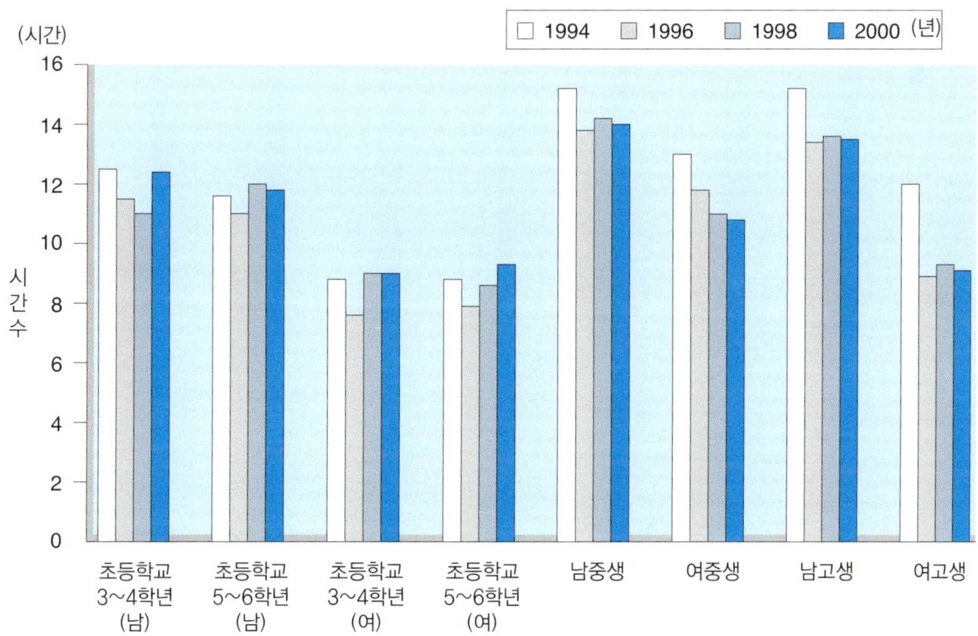

그림 II-3 성별 · 연령군별 1주일 중 5일간 총운동시간의 연도별 추이
(일본 학교 보건회 : 초등학생 건강상태 감시사업 보고서의 데이터를 기초로 작성)

체중 유지, 고지혈증 · 고혈압의 개선이나 관동맥 질환의 발병률 저하, 스트레스 완화, 체력 · 심폐 능력의 향상을 들 수 있고, 비만아에 대한 운동 요법은 성인과 같은 효과를 기대할 수 있다.

최근 아디포사이토카인(33, 37쪽 참조)에 관한 연구가 진행되어 과잉 내장 지방 축적이 비만증의 병태와 관련이 깊다는 것이 밝혀졌다. Owens는 7~11세의 비만 소아에게 주 5회의 유산소 운동을 4개월간 실시하여, 비만아의 유산소 운동이 내장 지방 축적의 개선에 효과가 있다고 보고하였다.

아이들에게는 신체 활동이 미치는 사회심리적 효과도 매우 중요하다. 운동 습관이 있는 건강한 생활습관으로 변화시킴으로써 무력감 · 열등감의 극복이나 건전한 자기상(self esteem)의 확립을 기대할 수 있다.

지방은 1kg당 약 7,000kcal의 에너지가 있어 운동으로 소비되는 지방의 양은 매우 적다. 따라서 소아의 비만증 치료 시에는 운동 요법 단독으로는 충분하지 않으며, 운동 요법 외에 식사 요법이나 생활지도도 아울러 포괄적으로 실시할 필요가 있다. 지도로는 행동 요법적 수법(81~84쪽 참조)을 도입하는 것이 가장 효과적이다.

비만아의 운동 능력

비만아의 체력을 비비만아와 비교하면, 비만아는 근력은 뛰어나지만 주력, 도약력, 민첩성은 뒤떨어진다. 운동 부하 시험을 실시하면, 비만아의 심박수나 수축기 혈압은 안정 시, 부하중, 회복기의 모든 경우에 비비만아보다 높아 순환기계에 항상 과잉 부담을 준다. 이 때문에 비만아는 비비만아와 비교해 운동 견딤 시간이 짧고 조기에 무산소성 대사역치(anaerobic threshold/AT)에 도달한다. 고도 비만아의 AT 평균치를 일상생활 동작으로 환산하면 사이클링이나 빠른 걸음 정도의 운동 강도에 상당하기 때문에, 비비만아에게는 전혀 힘들지 않은 운동이 고도 비만아에게는 매우 힘든 운동에 해당한다. 연령이나 성별만으로 일률적으로 운동 지도를 실시하면, 고도 비만아에게는 운동 강도가 너무 강해 지도 내용을 따라가지 못함으로써 운동에 대한 열등감이 생겨 운동을 싫어하게 되거나 사고 또는 탈을 일으킬 가능성이 있다.

운동 요법의 실제

신체 활동의 유지 · 증진을 위한 생활 지도나 운동 요법을 지도할 때 중요한 것은, 대상이 되는 학령기 아동이나 가족의 운동에 대한 해석 방법을 평가하는 것, 대상아의 운동력이나 체력 레벨의 개인차를 고려하는 것이다. 운동에 대해 부정적으로 생각하는 사람에게 처음부터 운동 처방을 작성한다 해도 큰 효과는 기대할 수 없다.

어느 정도 운동 습관이 있어 몸을 움직이는 것에 대해 긍정적인 사람에게는 운동 처방을 이용한 지도가 유효하다. 일반적으로 비만이 고도화할수록 몸을 움직이는 것을 싫어하는 경우가 많다. 이러한 예는 일상생활을 재검토하여 신체 활동량을 조금이라도 늘리는 것부터 시작하지 않으면 안 된다. 대상아의 운동 요법에 대한 준비성 평가를 위한 흐름도(flow chart)를 그림 II−4에, 각 단계별 지도 방침을 표 II−8에 나타냈다.

운동 요법을 실시할 때는 메디컬 체크를 실시해 협력을 얻을 수 있으면 대상아의 유산소 운동 능력 평가와 지적 운동 강도를 추정하기 위해 운동 부하 시험을 실시한다. 운동 처방의 구성요소로 운동의 강도, 종류, 지속 시간, 빈도를 들 수 있다. 비만아에 대한 운동 지도는 유아를 대상으로 하는 경우에는 보호자에 대한 지도가 중심이 되지만, 학령기 이후에는 운동 부하 시험을 시행해 운동 처방을 작성하는 것이 가능하다. 비만아에게 운동 요법을 실시할 때의 메디컬 체크 항목을 표 II-9에 나타냈다.

운동량의 설정

비만아의 운동 요법 시 목표로 하는 소비 에너지는 100~200kcal/일 정도가 좋다. '일본인의 영양 소비량' 으로부터 연령별 · 성별 에너지 소비량(65쪽 참조)의 약 80%를 당뇨병식으로 주고,

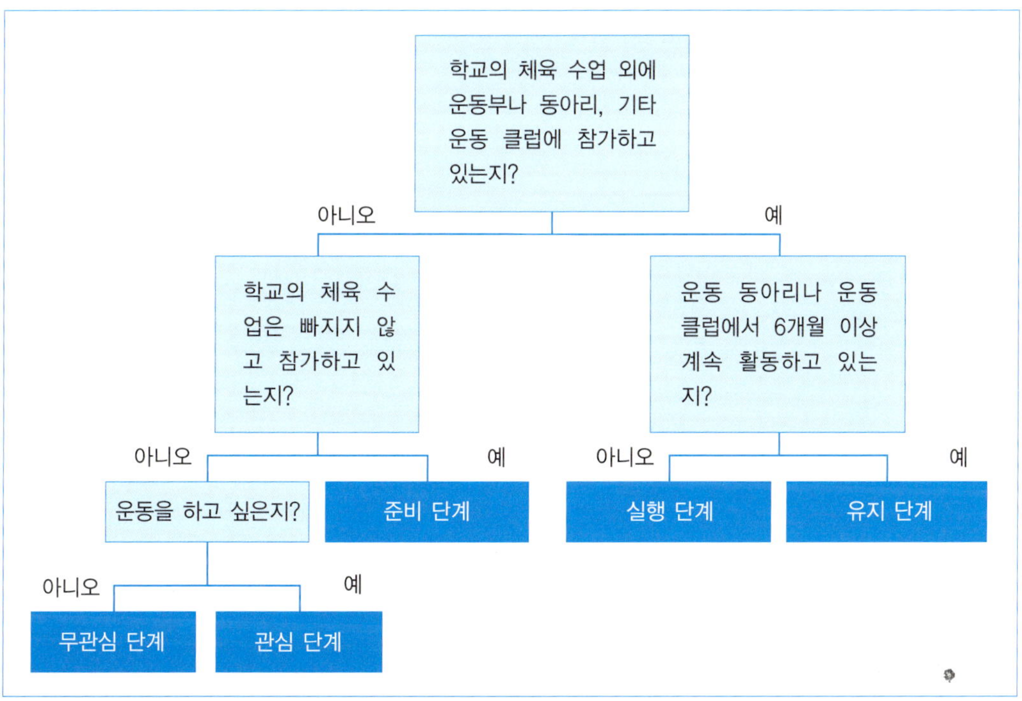

그림 II−4 운동에 대한 준비성 판정을 위한 흐름도

표 II-8 운동에 관한 준비 단계별 대응법

1. 무관심기 : 규칙적인 생활 지도
(일찍 일어나기, 아침식사하기, 빈둥거리지 않기)
2. 관심기 : 일상생활에서 신체 활동을 늘린다.
('소아를 위한 운동 표준' 의 이용)
3. 준비기 : 메디컬 체크와 운동 능력의 평가
(운동 부하 시험, 운동 동아리 가입 권유)
4. 실행기 : 정기적인 신체 활동의 지원, 필요하면 운동 처방 작성
(대조표, 셀프 모니터링)
5. 유지기 : 신체 활동의 평가, 운동 습관이 없는 생활의 재발 방지

표 II-9 운동 요법 전에 필요한 메디컬 체크 항목

1. 문진 : 자각 증상의 유무, 기왕력, 가족력, 운동력 등
2. 진찰 : 신체 계측(신장, 체중, 허리둘레), 혈압 측정
비만도의 산출, 신체 조성의 평가, 체지방 분포의 평가, 성장곡선의 작성
내과적 진찰(심 잡음이나 부정맥, 호흡음의 이상, 간종대의 유무, 성 성숙도)
정형외과적 진찰(뼈, 관절, 근육의 이상 유무)
3. 흉부 단순 X-선 검사(입위 정면상, 측면상)
4. 안정 시 12 유도 심전도
5. 혈액 검사 : 혈액 일반 검사, 생화학 검사
(AST, ALT, γ-GTP, LDH, CPK, BUN, Crea, 요산, Na, K, Cl, 혈당, 인슐린, HbA_{1c},
총콜레스테롤, 중성지방, HDL 콜레스테롤)
6. 요검사 : 당, 단백, 케톤체, 미세 알부민
7. 기타 : 심장 초음파 검사, 호흡 기능 검사, 복부 CT 검사(복부 초음파 검사)
운동 부하 시험(트레드밀 부하, 자전거 에르고미터)

투여 에너지의 5% 소비를 목표로 운동을 시작하여 10% 소비까지를 목표로 점증한다. 이 방법에 의한 운동 요법 개시 시의 목표 소비 에너지는 초등학생이 약 80kcal/일, 중학생이 약 100kcal/일이 된다. 운동 요법 개시 후에는 비만아의 상태를 관찰하면서 개시 시의 2배 정도까지 목표 소비 에너지를 점증한다.

운동 강도의 설정

운동 강도는 운동 부하 시험으로 얻을 수 있는 최대 산소 섭취량($\dot{V}O_2max$)의 백분율로 나타낼 수 있다. 미국 스포츠 의학회(American College of Sports Medicine/ACSM)에 의한 감량 프로그램에서는 비만인에게 적절한 운동 강도로 $\dot{V}O_2max$의 약 50% 또는 최대 심박수의 60%를 제창한다.

Borg가 제창한 자각적 운동 강도(Borg Scale)는 성인에게는 널리 응용되고 있지만, 소아인 경우에는 특정 운동에 대한 강도를 낮게 신고하기 쉬운 경향이 있어 $\dot{V}O_2max$나 심박수를 이용하는 것이 실제적이다.

최근 AT나 젖산역치(lactate threshold/LT)를 지표로 하는 운동 강도 설정의 유용성이 지적되고 있다. AT나 LT를 지표로 한 운동 요법의 장점은, 그 이하의 운동 강도일 때 장시간 지속 가능하다는 것, 산증(acidosis)의 위험이 적은 것, 운동 강도 증가에 따라 심 기능의 대응이 유지되고 있으므로 안전성이 높은 것 등을 들 수 있다. 그러나 AT의 측정에는 호기 가스 분석이, LT의 측정에는 운동중 채혈이 필요하기 때문에 비만아가 적응하기 어려운 면이 있다.

Kasahara는 트레드밀을 이용한 다단계 점증 부하 시험(4km/시간의 일정 보행으로, 3분마다 경사 각도를 2.5% 증가시키는 방법)을 이용해 부하 중의 심박수로 비만아의 AT를 추정하는 방법을 보고하였다. 이 방법은 메디컬 체크와 AT의 추정을 한번에 할 수 있는 장점이 있어, 필자도 비만아의 AT치 추정이나 운동 강도의 설정에 응용하고 있다. Kasahara의 방법을 기초로 작성한 운동 부하 시험 결과와 운동 처방을 그림 II−5, 표 II−10에 나타냈다. 운동 처방을 작성할 때는 얻어진 AT 레벨의 운동 강도에 따라 지시하는 운동 종목을 선택한다. 각 운동 종목별 운동 강도를 표 II−11에 나타냈다.

운동 종류의 설정

운동 종류는 지구성 트레이닝과 같은 유산소 운동과 근력 트레이닝과 같은 무산소 운동으로 대

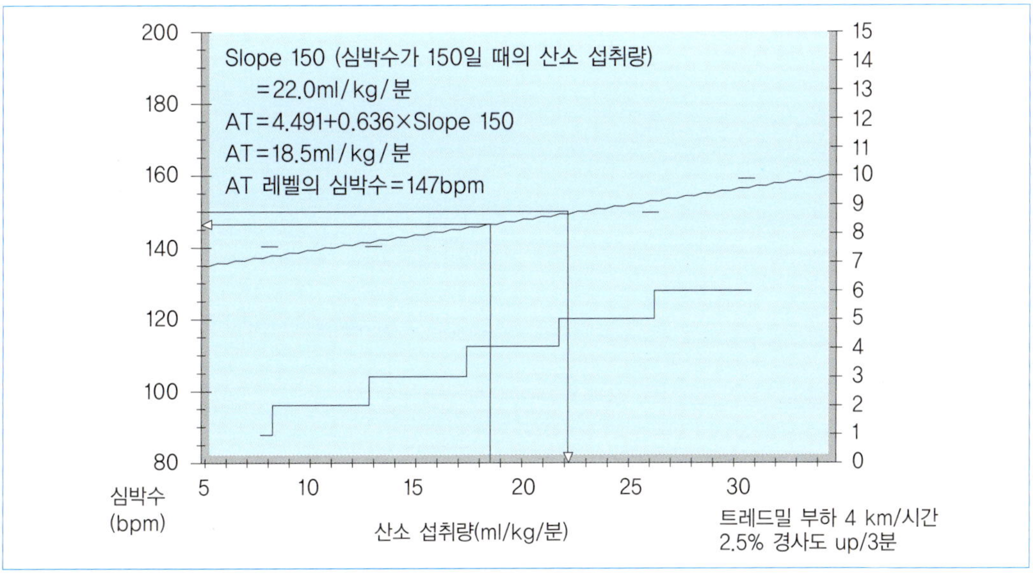

그림 II−5 운동부하 시험 결과의 예(H.W. 10세 남아)

표 II-10 운동 처방전의 예(H.W. 10세 남아)

- 합병증 : 고혈압, 지방간
- 안정 시 심전도 : 정상
- 운동 부하 시험
  - 도달 단계 : 6
  - 운동 지속 시간 : 18분
  - 최대 심박수 : 159회/분
  - 자각 증상 : 헐떡임
  - 부정맥 : 없음, ST 변화 : 없음
  - 추정 AT 레벨의 산소 섭취량 : 18.5ml/kg/분
  - AT 레벨의 심박수 : 147회/분
- 유산소 운동
- 운동의 종류
  - : 걷기, 자전거 타기 등
  - 운동의 강도
  - : 운동 중의 맥박수가 140~150회/분
  - 운동 지속 시간
  - : 20분/일부터 개시
  - 운동의 빈도
  - : 2~3회/주
- 보조 운동
  - 스트레칭, 체조 등

※운동 요법에서 주의할 점 : 처음부터 심한 근육 훈련은 삼간다.
팔다리가 아픈 것 같으면 운동 시간을 단축한다.

표 II-11 운동 종목과 강도의 관계

1.5~2METs(4~7m/O_2/분/kg)
- 보행(1.6km/시간)

2~3METs(7~11m/O_2/분/kg)
- 보행(3.2km/시간)
- 사이클링(8.0km/시간)

3~4METs(11~14m/O_2/분/kg)
- 보행(4.8km/시간)
- 사이클링(9.7km/시간)
- 배구(6인제, 비경기)
- 배드민턴(더블)

4~5METs(14~18m/O_2/분/kg)
- 보행(5.6km/시간)
- 사이클링(12.9km/시간)
- 탁구, 댄스, 배드민턴(싱글)
- 많은 스트레칭

5~6METs(18~21m/O_2/분/kg)
- 보행(6.4km/시간)
- 사이클링(16.1km/시간)

6~7METs(21~25m/O_2/분/kg)
- 보행(8.0km/시간)
- 사이클링(17.7km/시간)
- 배드민턴(경기)
- 테니스(싱글)
- 포크댄스
- 스키 투어(4.0km/시간)

7~8METs(25~28m/O_2/분/kg)
- 조깅(8.0km/시간)
- 사이클링(19.3km/시간)
- 농구, 등산

8~9METs(28~32m/O_2/분/kg)
- 조깅(8.9km/시간)
- 사이클링(20.9km/시간)
- 스키 투어(6.4km/시간)
- 농구(격렬하게)

10METs(32m/O_2/분/kg)
- 조깅(9.6km/시간)
- 스키 투어(8.0km/시간)

※ METs(Metabolic equivalents) : 운동강도를 안정 시 에너지 소비량에 대한 배율로 나타낸 지표
(Jpn.Circulation J. 55 : 379~397, 1991.을 일부 수정)

별된다. 비만아에게 처방되는 운동의 종류는 유산소 운동이 주체가 된다. 비만자에게 적합한 유산소 운동으로서 일반적으로 걷기나 수영을 들 수 있다. 운동 요법을 계속하기 위해서는 대상아

자신이 좋아하는 운동을 선택하게 하는 것이 좋다. 어느 정도의 기초 체력을 기르면, 아이들끼리 그룹을 만들어 공을 사용한 게임이나 술래잡기 등의 운동 놀이를 도입하는 것도 대상아가 즐겁게 몸을 움직이기 위한 좋은 방법이다.

무산소 운동은 제지방 체중의 유지 · 증가라는 비만 치료에 유용한 측면이 있지만, 소아에게 적응하는 경우에는 유산소 트레이닝에 순응해 체력 수준이 향상된 사람에 한해 전문가의 관리하에 실시해야 한다.

운동의 종류를 선택할 때는 대상아의 부상이나 기왕력, 정형외과적인 합병증의 유무에 대해 충분히 주의를 기울일 필요가 있다.

운동 지속 시간의 설정

운동의 지속 시간은 운동 강도와 관련되어 있다. 운동 강도가 낮은 운동을 선택하면 목표로 하는 에너지를 소비하기 위해 장시간 지속할 필요가 있고, 운동 강도가 높은 운동을 선택하면 단시간에 끝나지만 운동에 의한 장애가 유발되기 쉽다. 운동 요법의 도입 단계에서는 목표 소비 에너지에 지나치게 구애 받지 않고, 대상아가 즐겁게 몸을 움직이도록 재촉하는 것이 중요하다.

운동 요법 개시 1개월간은 준비운동 15분, 본운동 강도보다 낮은 수준으로 5~10분, 쿨다운 10분의 총 30분 정도부터 시작한다. 그후 2~6개월은 경과를 보면서 운동 강도를 서서히 지적운동

표 II-12 각종 운동의 체중별 10분간 에너지 소비량

체중(kg) / 운동(kcal/10분)	20	25	30	35	40	45	50	55	60	65
걷기										
4km/시간	17	19	21	23	26	28	30	32	34	36
6km/시간	24	26	28	30	32	34	37	40	43	48
달리기										
8km/시간	37	45	52	60	66	72	78	84	90	95
10km/시간	48	55	64	73	79	85	92	100	107	113
자전거 타기										
10km/시간	15	17	20	23	26	29	33	36	39	42
15km/시간	22	27	32	36	41	46	50	55	60	65
수영(30m/분)										
평영	19	24	29	34	38	43	48	53	58	62
자유형	25	31	37	43	49	56	62	68	74	80
배영	17	21	25	30	34	38	42	47	51	55

(村田光範 : 소아과 Mook No.57.을 일부 수정)

강도까지 높여 10~20분 지속한다. 운동 요법 개시 후 6개월 이상이 경과해 궤도에 오르면 본운동의 강도를 20~30분 지속한다. 이 경우의 준비운동, 쿨다운을 포함한 총운동 시간은 약 60분이 된다.

각종 운동 종목의 체중별 에너지 소비량은 Murada가 Bar−Or의 표를 기초로 작성한 것인데, 목표 에너지 소비를 달성하기 위해 필요한 운동 시간을 추정하는 데 유용하다(표 II−12).

운동의 빈도

운동의 빈도는 매일 실시하는 것이 이상적이지만 일반적으로는 주 3~5일을 목표로 한다. 성인인 경우에는 운동으로 유산소 운동 능력을 향상하기 위해서는 주 3회 이상 운동해야 한다. 학령기에는 체육수업이 주 2회 정도 있기 때문에 여름 방학이나 겨울 방학의 장기 휴가 기간을 제외하고는 체육수업에 참가해 주 1회 이상의 운동 습관을 가질 수 있으므로 운동에 의한 효과를 기대할 수 있다. 운동하는 시간은 소화 · 흡수를 생각하면 식후 1시간 이내는 피하는 편이 좋다. 소아는 성인과 비교해 환경온도의 영향을 쉽게 받기 때문에, 특히 한여름의 무더운 날씨에 운동을 하는 것은 가능한 한 피하며, 한여름에는 아침저녁의 비교적 시원한 시간에 하거나 실내 운동을 하도록 지도한다.

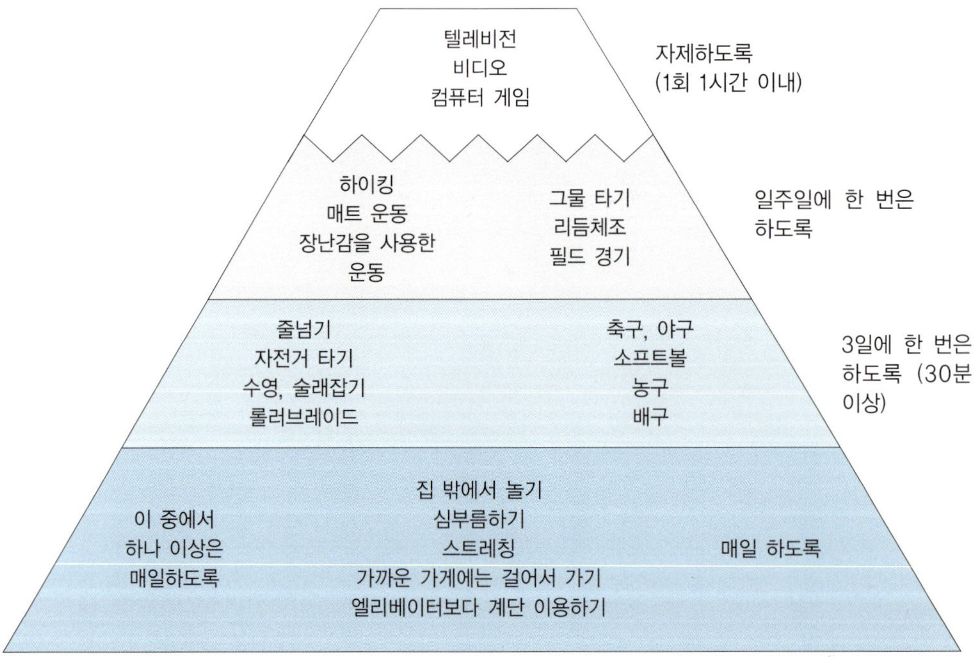

(도립 히로오 병원 소아과 생활습관병 외래)

그림 II−6 소아를 위한 운동 기준

표 II-13 거의 앉아 있는 생활 습관으로부터 탈출하려면(보호자용)

- 텔레비전, 컴퓨터 게임, 비디오로 보내는 시간을 제한한다.
  (1일 2시간까지)
- 규칙적으로 운동할 수 있는 환경을 만든다.
  (수영 교실, 운동 클럽, 보이스카우트 등에 참가시킴)
- 무료 시설을 적극적으로 이용한다.
  (구립 체육관, 지역 스포츠 센터 등)
- 가족 모두 야외로 나간다.
- 근처에 외출 때는 차를 이용하지 않는다.
- 지식 교육에 편중한 가치관을 시정하고 지적 · 신체적 성장에 모두 유의한다.

운동 요법을 지속시키기 위한 고안

비만아는 원래 운동 습관이 부족한 사람이 대부분으로, 운동 요법을 지속시키기 위해서는 노력이 필요하다. 그림 II-6에 '소아를 위한 운동 기준'을 나타내었다. 신체 활동의 목표를 설정하는데 유익한 교재로 일본의 실상에 맞추어 필자가 작성한 것이다.

4층으로 되어 있는 산 모형의 최하층은 매일 실시해야 할 일상적인 신체 활동을 배치하고, 2층은 3일에 한 번 정도 실시해야 할 운동으로 유산소 운동이나 구기를, 3층은 1주일에 한 번 정도는 실시해야 할 운동으로 무산소 운동이나 몸을 사용하는 레저를 배치하였다. 최상층에는 제한해야 할 활발하지 못한 생활 습관으로 텔레비전 또는 비디오 감상이나 컴퓨터 게임을 배치하였다.

운동량의 자기 평가를 위해서는 신체 활동 모니터링이 필요하다. 필자들은 일차원 가속도 센서를 부착한 신체 활동 모니터인 라이프 코더(life coder)를 운동 지도 시에 이용한다. 운동 요법을 지속시키기 위해서는 반드시 보호자의 이해와 협력이 필요하다. 보호자를 대상으로 한 신체 활동의 유지 · 증진을 위한 지도 내용을 표 II-13에 나타내었다.

이상과 같이 생활 습관 전체를 건강하게 변화시키기 위해서는 포괄적인 접근이 필요하다.

Q 운동 습관이 있는 아이로 키우기 위해서는 어떻게 하면 좋을까요?

A 최근의 아이들은 대체로 몸을 움직이지 않게 되었다고 하지만, 몸을 잘 움직이는 아이들과 거의 몸을 움직이지 않는 아이의 이분화가 진행되고 있다는 설도 있습니다. 그럼 아이들이 몸을 움직이거나 움직이지 않는 것은 어떤 요인에 의해 결정되는 걸까요?

신체 활동은 성별이나 연령, 가정환경이나 생활 환경의 영향을 받는다는 것은 잘 알려져 있습니다. 일반적으로 여아보다 남아 쪽이 활발합니다. 유아기부터 사춘기까지는 연령이 증가하는 것과 동시에 몸을 움직이는 시간이 길어지지만, 사춘기 이후에는 연령 증가와 함께 신체 활동 시간이 감소해 갈 것입니다. 지금까지의 운동 습관도 중요한 인자이며 운동력이 있는 사람이 신체 활동은 활발합니다.

4~12세의 청소년에게는 운동의 종목이나 운동을 실시하는 시설까지의 접근, 밖에서 보내는 시간이 중요하며, 대상아가 좋아하는 운동이고 접근이 양호하며 밖에서 보내는 시간이 길수록 신체 활동이 활발하게 됩니다. 13~18세의 사춘기가 되면 형제가 운동을 좋아하는지, 운동 클럽에 참가하고 있는지, 코치나 부모님의 지원이 있는지가 중요한 인자가 됩니다.

운동 습관이 있는 아이로 키우기 위해서는 초등학생까지는 가능한 한 실외에서 몸을 사용해 즐겁게 놀게 하는 것이 중요합니다. 사춘기 이후에는 운동부나 스포츠 클럽에 적극적으로 참가시켜 운동을 지속할 수 있도록 지원하는 것이 중요하며, 아이들이 자유롭게 이용할 수 있는 운동장이나 체육관, 스포츠에 필요한 비품을 정비하는 일도 필요합니다.

[참고문헌]

1) Owens S. et al.: Effect of physical training on total and visceral fat in obese children. Med. Sci. Sports Exerc., **31**: 143 ～ 148, 1999.
2) 笠原悦夫：トレッドミル運動負荷による簡便な心肺機能検査の有用性に関する検討. 日児誌, **101**: 8 ～ 17, 1997.
3) 原　光彦：各種疾患・障害に対する運動処方の実際／6 肥満児. 改訂第3版 運動療法ガイド, 日本医事新報社, 東京, 2000, pp.193 ～ 204.
4) 日本循環器学会：運動療法に関する診療基準. Jpn. Circulation J., **55**(Supple III): 379 ～ 397, 1991.
5) 村田光範：小児肥満の運動療法. 小児科 Mook No.57, 金原出版, 東京, 1989, pp.130 ～ 139.
6) 原　光彦：肥満学童における身体活動の維持・増進への支援. 身体教育医学研究, **4**: 81 ～ 89, 2003.

9 행동 요법의 계획과 실제

Summary

- 행동 요법에는 행동 수정 요법과 인지 행동 요법이 있다.
- 성인의 행동 수정 요법에서는 '그래프로 나타낸 체중 일기', 저작법, 초저에너지식 체험 입원 등이 행해진다.
- 성인의 인지 행동 요법에서는 '비기능적 사고'라고 부르는 정서, 감정적 인지, 사고방식 등에 기초를 둔 섭식, 대인 관계, 자기의식의 문제 등을 분석해 심리학적 치료로 자기 평가를 높여 문제를 극복한다.
- 서양에서 소아의 인지 행동 요법의 4원칙은 다음과 같다.
  ① 생활습관을 스스로 모니터링한다(self-monitoring).
  ② 과식이나 운동 부족을 조장하는 과도한 자극이 더해지지 않도록 환경을 정비한다(stimulus control).
  ③ 스스로 식사나 운동의 달성도를 평가하는 방법을 확립해 목적의식을 높인다(reinforcement).
  ④ 비만 관련 사항 전반에 대한 의식 개혁을 실시해 최종 목표에 도달한다(cognitive restructuring).
- 서양에서 소아의 인지 행동 요법은 일상 진료라기보다는 시험적인 치료법이다.
- 개인 수준의 비만 치료는 학령기에 시작하는 것이 바람직하다.
- 일본에서는 비만의 인지 행동 요법의 기본 원칙에 일치하면서, 소아과 의사만으로 효율적인 치료를 실행할 수 있는 방법을 개발하고 있는 예가 있다.
- 비만아의 초진 시에 7개 항목의 기본적인 사항을 약속한다. 다음에 매일 점검하는 항목을 7개로 결정해, '생활 자기관리 대조표'에 각 항목을 1주간 7점 만점으로 자기 채점하게 하여 체중 계측 결과와 함께 기록하게 한다.
- 진찰할 때마다 대조표를 제출하게 하여 부모와 아동과 의사가 검토하며, 비만도가 30% 이하가 될 때까지 지속한다.
- 간단한 원칙을 장기적으로 지켜 가는 것이 학령기 비만의 치료이다.

행동 수정 요법과 인지 행동 요법

행동 요법에는 행동 수정 요법과 인지 행동 요법이 있다.

비만자는 운동 요법이나 식사 요법에 어려움이 있다고 생각하여 환자에게 있어서의 문제점을 구체적으로 알아내어, 가능한 부분부터 수정해 나가는 접근법이 행동 수정 요법이다. '그래프로 나타낸 체중일기' 라고 해 기상 직후, 아침식사 직후, 저녁식사 직후, 취침 직전의 하루 4회 체중을 측정하게 하여, 일주일마다의 체중 변화를 그래프에 표시하게 하는 방법이다. 섭식 행동이나 생활 리듬을 장기간에 걸쳐 셀프 모니터 하는 방법으로서 뛰어나다. 행동 수정 요법에는 전부터 '저작법' (한입 30회 씹기)이라고 하는 기법이 있는데, '저작법 용지' 에 매 식의 저작 상황을 기록한다. 초저에너지식(500kcal/일 이하)을 이용해 의외로 공복감이 일어나지 않는 것을 체험시키는 것도 성인에서는 좋은 방법이다.

인지 행동 요법에서는 비만 환자에게 나타나는 잘못된 신념이나 믿음, 거기에 결부되어 비만을 초래하는 행동이나 태도의 변용에 초점을 맞춰 비만 해소와 비비만 상태 유지를 치료의 목적으로 한다. 인간은, 주위 상황을 인지하고 행동한다. 행동상의 왜곡의 결과 초래된 비만을 고치기 위해서는, 행동의 기초가 되는 인지를 변혁하는 것이 원인에 대한 근본적인 치료법이 된다는 것이 인지 행동 요법이다. 폭식을 동반하는 비만 환자에서는 억울함이나 불안, 성격 장애 등이 일반 비만 환자보다 강하기 때문에, 그에 따른 인지 왜곡의 문제점이 인지 행동 요법에서는 강조된다. 치료 대상이 되는 인지 장애는 '비기능적 사고' 라고 하며 정서, 감정적 인지, 사고방식, 신체상(body image)에 대한 불만 등에 기초한 섭식의 문제, 대인관계의 문제, 자기의식의 문제 등을 각각 밝혀간다. 심리학적인 치료로 자기 평가를 높여 비만의 원인이 되는 문제를 극복해 나간다.

소아 비만에 있어서 행동 요법의 실제

행동 요법의 개요

개인별 지도로서의 비만 치료는 학령기에 개시하는 것이 바람직하다. 식사, 생활 규율, 운동 등을 구체적인 메뉴로 지도할 수 있는 것은 학령기부터이다. 신장이 자라기 때문에 에너지 제한의 필요가 없는 경우가 많아 감식 요법을 하지 않기 때문에 뼈의 강도를 해치지 않고 치료할 수 있다. 갱년기 이후에 뼈가 약해지는 경향이 강한 여자에게 있어서는 중요한 점이다. 어른이 생활면 전반에 개입하는 것은 학령기까지는 가능하지만 사춘기 이후에서는 어렵다. 정신적 억압이나 열등감도 학령기까지는 심각하지 않고 특별한 치료를 필요로 하지 않는다. 5세 정도 되면 대사 이상이 일어나기 시작하므로 이 때문에도 학령기 비만은 치료해야 한다.

서양에서는 오로지 '가정에 기반을 둔 인지 행동 요법' 이 행해진다. 이 치료법에서는 4개의 원칙이 제창되고 있다. 즉 ① 라이프스타일 등을 스스로 모니터 한 것(self-monitoring), ② 과식이나 운동 부족을 막기 위해서, 그것을 조장하는 것 같은 과도한 자극이 더해지지 않게 환경을 정비하는 것(stimulus control), ③ 원칙으로서 스스로 식사나 운동에 관한 달성도의 평가법을 확립해 목적의식을 높이는 것(reinforcement), ④ 최종적으로는 비만에 관련한 사항 전반에 대한 의식 개혁을 해 최종 목표에 도달한다(cognitive restructuring)는 것이다. 그러나 '인지 행동 요법' 은 다방면의 전문가가 팀을 짜 치료를 담당하는 방법이며 일상 진료라기보다는 시험적인 치료법이다.

행동 요법의 실천 방법

일본에서는 비만의 인지 행동 요법의 기본 원칙에 합치하면서, 소아과 의사만으로 효율적으로 실행할 수 있는 방법을 개발한 예가 있다(산업의과대학 의학부 소아과). 비만아의 초진시에 표 II-14에 나타낸 7항목의 기본적 약속을 본인 및 가족 모두 실시한다. 버터, 마가린, 마요네즈, 드레싱, 잼, 엿, 초콜릿 등은 무의식적으로 에너지 과잉 섭취로 연결되므로 금지한다. 아침, 점심, 저녁식사는 정해진 양만큼만 먹는다. 야식은 먹지 않는다. 간식은 한 종류의 것 한 개로 한다. 다음에 매일 체크하는 항목을 7항목 결정해, 표 II-15에 나타낸 '생활 자기관리 대조표' 에 각 항목을 지킨 날은 1점 가산해 1주일에 1항목에 대해 7점 만점, 7항목 합계 49점 만점으로 자기 채점시켜 자택에서의 체중 계측 결과와 함께 기재하게 한다. 이 표를 진찰시마다 제출시켜 부모와 자식과 의사가 함께 검토해, 비만도 30% 이하가 될 때까지 계속한다.

비만은 과식이 주된 요인일 뿐만아니라 운동 부족이나 생활 리듬의 혼란이 보다 크게 관여하고 있는 경우도 있다. 하루 전체에서의 신체 활동에 의한 에너지 소비량을 '생활 활동성' 이라고 한다. 생활 활동성이 높으면 비만은 해소하기 쉽다. 반대로 일상생활의 규율은 잘 지켜지고 있어도, 식사를 중심으로 한 생활 습관의 교정만으로는 비만이 개선되지 않으므로, 활동성을 높일 필요가 있는 예도 보여진다. 일본에서는 전통적인 식습관에서 주식과 부식이 나뉘어 있고, 식사 '1인분'

표 II-14 기본 약속(7항목)

1. 식사 때마다 1인분을 담아 먹는다.
2. 하루 3식, 식탁에서 먹는다.
3. 식품의 대강의 칼로리를 눈대중으로 알아둔다.
4. 급식 우유(200ml) 이외에는 제로 칼로리 음료만 마신다.
5. 빵에는 아무것도 바르지 않고 샐러드에는 아무것도 뿌리지 않는다.
6. 컴퓨터 게임은 혼자 자신의 집에서 한다.
7. 체중 측정은 일주일에 한 번 아침에 한다.

표 II-15 생활 자기관리 대조표(기입 예)

날짜	8/7	8/14	8/21	8/28	9/4	9/11
체중(kg)	46.0	46.5	46.2	46.0	46.2	46.3
아침식사	7	7	7	7	7	7
점심식사	4	7	6	6	7	7
간식	3	6	5	6	6	7
저녁식사	4	6	7	5	6	7
야식	5	7	7	6	7	7
컴퓨터 게임 (1시간)	5	7	7	5	6	5
가정에서의 심부름	2	4	7	5	5	4

이라는 개념이 정착되어 있다. 일식은 에너지 조성이 이상적이어서 성장기의 비만아는 보통의 식사를 보통으로 먹는 것이 치료가 된다. 외식 메뉴나 조리 식품의 에너지 표시도 일반화되어 있다. 일본에는 이러한 역사적 · 사회적 배경이 있기 때문에 간단한 원칙을 장기적으로 지켜가는 것만으로 학령기 비만의 치료가 가능해지고 있다.

Q 비만아는 치료 중에 체중을 감소할 필요가 있는 것일까요?

A 아이가 신장의 성장이 가속하는, 이른바 growth spurt의 시기를 맞이하지 않으면 일반적으로는 체중을 치료 개시시점으로부터 줄일 필요는 없습니다. 예를 들어 현재 9세 0개월에 신장이 136cm, 체중 50kg인 남아에서는 비만도 56%가 되지만, 신장이 2cm 성장할 때 체중이 1kg 증가해 5년 후에 신장 166cm, 체중 65kg가 되었다고 하면 비만도는 19%로 비비만아가 됩니다. 어른에서는 체중을 줄이는 것이 곧 비만의 개선이지만 소아에서는 치료 경과는 체중 계측만으로는 판정할 수 없습니다. 비만도, 허리둘레, 체지방률과 가능하면 엉덩이둘레나 허벅지둘레도 측정하여 체형의 변화도 파악해 갈 필요가 있습니다.

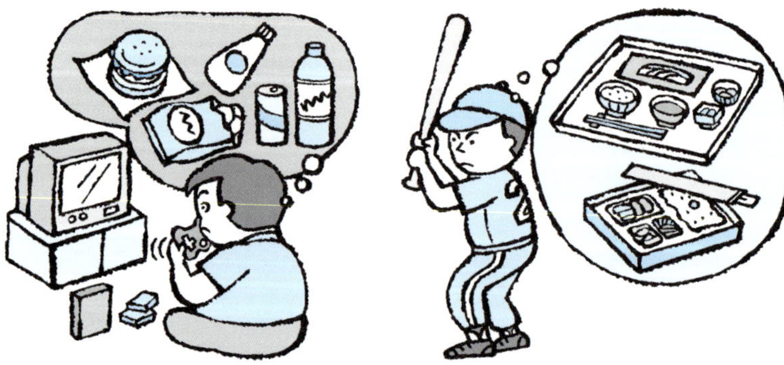

비만하기 쉬운 생활 습관과 비만하기 어려운 생활 습관

10 그 밖의 치료와 전망

Summary

- 식사, 운동, 행동 요법 이외의 비만 치료법으로 대표적인 것은 초저에너지 식사 요법(VLCD), 약물 요법 및 외과적 요법 등이다.
- VLCD란 하루의 에너지 섭취량을 600kcal 이하로 제한한 식사 요법으로, 보통은 액체로써 섭취하는 특별한 조성의 식사로서 제공된다.
- 서양의 보고에 의하면 많은 비만아에서 체단백의 균형을 맞추면서 VLCD를 실시하는 것이 가능하지만, 하루의 단백 필요량은 개인차가 커 아이에 따라서는 불균형을 피할 수 없다.
- VLCD에서는 감량 요법이 비일상적인 식생활로 행해지기 때문에, 장기적 유지 요법의 리바운드(요요현상)가 많아 연장아에서 입원 중에 단기적으로 도입하는 것 외에는 적응이 없다.
- 비만 치료약에서는 세계적으로 보면 시부트라민과 오르리스타트의 두 가지가 가장 자주 사용되는데, 일본에서 현재 보험 진료로 사용이 가능한 것은 중추성 식욕 억제제인 마진돌 뿐이다. 소아에서는 Prader-Willi 증후군에 사용한 사례가 보고되고 있다.
- 사춘기부터 장년기의 중증 비만에서는 외과적 치료가 고려되어 수직이단 위형성술, 복강경하 위긴박술, 담췌 바이패스술 등이 행해지지만, 소아기에는 원칙적으로 적응은 없다.
- 유전자 연구의 진보에 의해 비만 관련 유전자의 존재가 밝혀지고 있다. 비만을 일으키는 병태나 비만 합병증으로서의 조직 장애의 연구가 진보하고 있어, 앞으로는 치료법의 연구에 그 성과가 반영되어 갈 필요가 있다.

여러 가지 비만 치료법

비만의 여러 가지 치료법을 표 II－16에 정리했다. 서양 성인에서는 병적 비만의 빈도가 높기 때문에, 전통적인 식사, 운동, 행동 요법 이외의 비만 치료법이 여러 가지 개발되어 실제로 행해지고 있다. 초저에너지 식사 요법, 약물 요법, 외과적 요법 등이 있는데, 소아 비만의 치료에는 초저에너지 식사 요법이나 일부의 약제가 이용되었다는 보고가 가끔 있는 정도이며, 외과적 요법은 적응 외라고 생각해야 할 것이다.

초저에너지 식사 요법(very low calorie diet/VLCD)

VLCD는 하루의 에너지 섭취량을 600kcal 이하로 제한한 식사 요법으로, 600~1000kcal/일로 하는 저에너지식과는 구별된다. 소아에 있어서도 하루의 기초대사량을 크게 밑도는 에너지 섭취량으로써, 체단백의 급격한 붕괴를 억제하면서 지방을 효율적으로 감소시킬 필요가 있기 때문에, 통상은 액체로써 섭취하는 특별한 조성의 식사로서 제공되고 있다. 체단백이 소모하고 있지 않는 것을 나타내는 정의 질소 평형을 유지하기 위해서 필요한 양의 양질인 단백질과, 과도한 케톤체 생산을 방지하는 정도의 탄수화물에 미네랄과 비타민류를 보충한 저지방식이 된다. 일례로서 옵티패스트 70은 5봉지(하루 양)에 단백질 70g, 탄수화물 30g, 지방질 2g을 포함해 420kcal이다. 하루 1500ml 이상의 물을 마시는 것도 잊어서는 안 된다.

표 II-16 비만의 치료법

1. 식사 요법
2. 운동 요법
3. 행동 요법
   ① 행동 수정 요법
   ② 인지 행동 요법
4. 초저에너지 식사 요법(VLCD)
5. 약물 요법
   ① 중추성 식욕 억제제(시부트라민*, 마진돌 등)
   ② 열대사 촉진제(β_3아드레날린 수용체 자극약 등)
   ③ 소화 흡수 저해제(오르리스타트* 등)
   ④ 지방 합성 저해제
   ⑤ 한방약, 생약(한방 제제 등)
6. 외과적 요법
   ① 위축소술(수직이단 위형성술, 복강경하 위긴박술 등)
   ② 소화 흡수능 감소술(담췌 바이패스술 등)
   ③ 그 밖의 수술기법(지방흡입 등)

*시부트라민, 오르리스타트는 일본에서는 미발매

액체식으로 VLCD를 실시했다고 하는 서양 소아의 보고에 의하면, 많은 비만아에서 체단백이 불균형이 되지 않아 실시가 가능하다. 그러나 체지방이 이용됨으로써 케톤체의 생성이 많아, 이 때문에 식욕 억제 효과가 나타난다고 생각된다. 또 하루의 단백 필요량은 개인차가 크고, 옵티패스트 70과 같이 성인에서 안전성이 확립된 포뮬러를 올바르게 섭취해도 아이에 따라서는 체단백의 불균형을 피할 수 없다. 장기적인 성장에 대한 영향도 분명하지 않다.

VLCD의 최대 문제점은, 감량 요법이 비일상적인 식생활 속에서 행해지기 때문에 일상생활 속의 장기적 유지 요법에서는 리바운드(비만 상태로 돌아가는 것)가 많은 것이다. 따라서 연장아에 있어 내당능 장애, 수면시 무호흡 등을 포함한 위독한 합병증으로 입원중에 단기적으로 도입하는 것 외에는 적응이 없다.

약물 요법

비만 치료제는 ① 중추성 식욕 억제제, ② 열대사 촉진제, ③ 소화 흡수 저해제, ④ 지방 합성 저해제 등으로 분류된다. 세계적으로 보면 시부트라민과 오르리스타트의 두 가지가 가장 자주 사용되는 약제이며, 현재 일본에서도 성인에 대한 임상시험이 진행 중이다. 시부트라민은 뇌내 세라토닌과 노르아드레날린의 재흔잡 저해에 의해 강력한 중추성 식욕 억제제로서 작용한다. 중추흥분 작용이나 약물 의존성은 거의 없고, 이전에 서양에서 발매되어 현재 제조 중지된 펜플라민과 같은 심장 판막증의 부작용도 없다. 오르리스타트는 소화관 내에서 췌장 리파아제를 저해해, 당질 분해 효소나 단백 분해 효소에는 작용하지 않는 선택적인 소화 흡수 저해약으로, 섭취된 지방의 약 30%를 변 중에 배설시킨다.

일본에서 현재 보험 진료로 사용이 가능한 것은 중추성 식욕 억제제인 마진돌뿐이다. 게다가 이 약은 BMI 35 이상인 고도의 비만자에게 3개월간 한정해 투여하도록 정해져 있어 지속적인

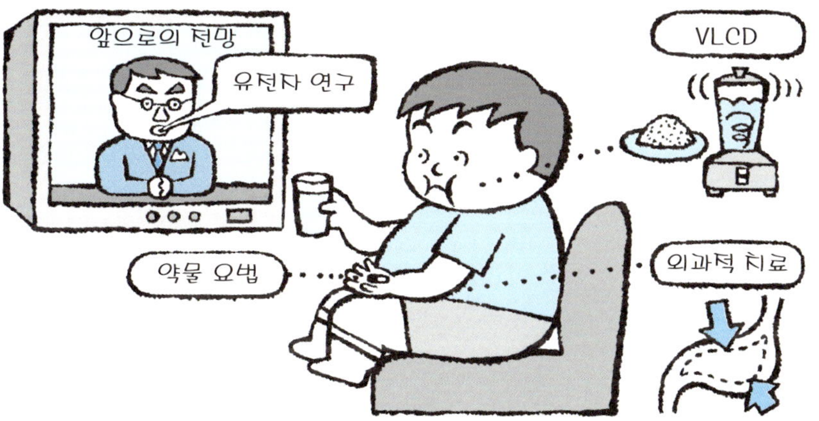

치료의 3원칙(식사 · 운동 · 행동 요법) 이외의 비만 치료 요법

사용은 어렵다. 한방약인 한방 제제에는 열 생성 장기인 갈색 지방 세포의 활성화에 의한 체중 감소 효과가 나타난다. 소아에게 사용할 수 있는 약제가 한정되어 있다. 일본에서 소아에게 과식에 의한 비만을 특징으로 하는 선천성 기형 증후군인 Prader-Willi 증후군에 마진돌을 사용한 사례가 보고되었다.

외과적 요법

성인에서 BMI 40 이상, 또는 체중이 표준체중을 100파운드(약 45.3kg) 이상을 웃도는 중증 비만에서는 외과적 치료가 고려된다. ① 위의 내용량을 감소시키는 위축소술, ② 소장에 있어서의 소화 흡수 면적을 감소시키는 소화 흡수능 감소술, ③ 그 밖의 수술기법이 있다. 수직이단 위형성술, 복강경하 위긴박술, 담췌 바이패스술 등이 사춘기부터 장년기의 중증 비만자에게 행해진다. 소아기에는 원칙으로서 적응은 없지만 한정된 증례에서는 고려할 필요가 있을지도 모른다.

앞으로의 전망

유전자 연구의 진보에 의해 비만 관련 유전자의 존재가 밝혀지고 있다. 단일 유전자 이상에 의한 비만은 여러 종류 알려져 있지만, 모두 일본인에서는 극히 보기 드물어 보고된 바 없다. 비만에 관련된 유전자다형은 수많은 후보를 들 수 있고, 특히 β_3-아드레날린 수용체의 다형은 이른바 검약 유전자로서 잘 알려져 있다. 비만을 일으키는 병태나 비만 합병증으로서의 조직 장애의 연구는 진보하고 있지만, 향후는 치료법의 연구에 그 성과가 반영되어 갈 필요가 있다.

Note

검약 유전자

현재는 포식의 시대라고 하지만, 인류는 긴 기아의 시대를 보내 왔기 때문에 에너지를 축적, 절약하는 유전 인자가 진화상 보존되었다는 것이 검약 유전자(thrifty genotype) 가설이다. β_3-아드레날린 수용체의 아미노산 변이는, 수용체 기능을 떨어뜨려 지방 분해능이 낮아지는 대표적인 검약 유전자의 예라고 생각된다. 이 변이 유전자의 출현 빈도는 동양계 민족인 이뉴잇, 피마 인디언에 많고, 일본인에도 많은 것으로 알려져 있다. 피마 인디언은 애리조나 주에 사는 미국 원주민인데, 성인에서는 높은 비율로 비만과 당뇨병을 발병하는 것으로 주목받고 있어 검약 유전자의 당뇨병 발생과의 관계가 논의되고 있다.

III

소아 비만증과 합병증

11 당뇨병과 비만

Summary

- 당뇨병은 췌장에서 만들어지는 인슐린이 결핍되거나, 또는 그 기능이 발휘되지 않아 탄수화물이나 지방 대사가 장애된 상태이다.
- 췌장 세포가 파괴되어 인슐린이 절대적으로 부족한 것을 '1형 당뇨병', 인슐린의 기능이 나쁘거나 인슐린이 상대적으로 부족한 것을 '2형 당뇨병' 으로 분류한다.
- 1형 당뇨병에서는 인슐린 요법이나 식사 요법이 적절하지 않으면 비만을 일으켜 인슐린 저항성 때문에 혈당 조절이 불량이 된다. 이 상태가 계속되면 눈이나 신장의 합병증이 진행되어 실명이나 신부전의 위험이 높아지는 것과 동시에 동맥경화도 진행된다.
- 인슐린 요법이나 식사 요법을 수행함과 함께, 적당한 운동에 의해 비만을 예방 또는 해소하는 것이 중요하다.
- 2형 당뇨병에서는 75~85%가 비만을 동반하며 비만에 의한 인슐린 저항성이 상대적인 인슐린 부족과 함께 발병의 원인이 된다. 발병 후에도 비만이 개선되지 않으면 합병증이 진행해 실명, 신부전, 심근경색, 뇌졸중의 위험이 높아진다.
- 소아에서는 극단적인 식사 제한을 하는 것은 바람직하지 않다. 남녀별 · 연령별 · 신장별 에너지 소요량의 75~80% 정도를 제한 한도로 하지만, 인슐린 저항성의 원인이 되는 지방은 총에너지의 25%를 넘지 않도록 한다.
- 운동 요법은 특히 중요해 총에너지의 10% 이상에 상당하는 운동을 지속하도록 지도한다.

당뇨병이란

당뇨병의 구조

음식물로써 섭취된 탄수화물이나 지방은 체내에서 산화되어 에너지원으로 이용되는 것과 동시에, 잉여분은 중성지방으로서 지방 조직에 축적된다. 이와 같이 몸의 대사 기능이 효율적으로 작용하도록 조절하는 것이 "인슐린"이라는 호르몬이다. 위의 후방에 있는 췌장에는 소화액을 분비하는 외분비 기능과 호르몬을 분비하는 내분비 기능의 양쪽 모두가 갖춰져 있으며, 인슐린은 내분비 기능을 담당하는 랑게르한스섬의 β세포로 합성되어 분비된다.

당뇨병은 체내에서 여러 가지 원인에 의해 인슐린의 작용이 충분하지 않거나 또는 결여되어 있기 때문에, 탄수화물이나 지방, 또 아미노산이나 염류의 대사가 장애된 상태이다. 탄수화물이 충분히 이용되지 않기 때문에 남은 포도당이 혈액 중에 많이 남아 고혈당이 된다. 이것은 당뇨병은 고혈당을 주 증상으로 하는 병이라는것의 근거이다. 또 지방이 효율적으로 산화되지 않고, 산성 물질인 케톤체가 생성되어 혈액이 크게 산성으로 기울어 케토산증을 일으킨다. 소아 1형 당뇨병은 의식이 장애된 당뇨병 혼수로 발생하는 것이 많은데, 이것은 인슐린 부족에 의한 케토산증이 주된 원인이다.

당뇨병의 분류

소아 당뇨병은 어른의 경우와 같이 병인에 의해 ① 1형 당뇨병, ② 2형 당뇨병, ③ 특정 원인에 의한 그 밖의 형태의 당뇨병, ④ 임신 당뇨병 등의 4개의 타입으로 분류된다(표 III-1).

1형 당뇨병은 췌장의 β세포가 파괴되었기 때문에 인슐린이 합성, 분비되지 않음, 인슐린의 절대적인 부족, 결여가 일어나는 것을 원인으로 발병한다. 많은 경우, 밖에서 체내로 침입한 세균이나 바이러스를 공격하기 위한 방위 시스템인 면역이, 잘못해 자신의 췌장을 상해하는 것에 의해

표 III-1 당뇨병의 분류

유 형	원 인
1형 당뇨병	췌장 β세포의 파괴
2형 당뇨병	인슐린 저항성 인슐린 분비 부전
특정 원인에 의한다 기타 형태의 당뇨병	특정 유전자의 이상 다른 질환 조건에 수반
임신 당뇨병	임신 중에 발생 또는 발견

일어난다. 이러한 원인으로 일어나는 병을 자기면역 질환이라고 부른다. 일부의 1형 당뇨병에서는 면역 이외의 원인, 예를 들어 바이러스에 의해 췌장 β세포가 파괴되는 것에 의해 일어난다. 일단 파괴된 췌장 β세포는 회복되지 않기 때문에 1형 당뇨병에서는 평생 인슐린 주사에 의해 인슐린을 보충하지 않으면 안된다.

2형 당뇨병에서는 췌장 β세포에서 인슐린이 합성, 분비되지만 ① 인슐린에 대한 반응이 둔하고 탄수화물이나 지방 등이 효율적으로 대사되지 않는다(이러한 상태를 "인슐린 저항성"이라고 부른다), ② 인슐린의 분비 반응이 충분하지 않다, 중 하나 또는 양자가 발병의 원인이다. 비만이 진행하면 이것에 따라 인슐린 저항성이 증가하는 것이 소아에서도 증명되고 있으며 실제 소아 2형 당뇨병의 75~85%는 발병 시에 비만을 동반하고 있다. 따라서 식사 요법이나 운동 요법으로 비만을 해소해, 인슐린 저항성을 경감하는 것이 2형 당뇨병 치료의 기본이 된다.

특정 원인에 의한 기타 형태의 당뇨병은 특별한 유전자 이상이나 다른 병에 수반하는 것이다. 임신 당뇨병은 임신을 계기로 발병한 당뇨병이다. 이러한 타입의 당뇨병은 소아에서는 그 수가 적다.

당뇨병의 역학

지금까지는 소아 당뇨병의 거의 모든 것이 평생 인슐린 주사를 필요로 하는 1형 당뇨병이라고 생각되어 왔지만, 최근 일본에서는 비만의 증가에 따라 소아 2형 당뇨병의 발생률이 높아져, 소아 당뇨병의 대부분을 차지하고 있다. 덧붙여서 일본에서의 소아 1형 당뇨병의 발생률이 연간 10만 명당 1.5명인 것에 비해, 소아 2형 당뇨병의 발생률은 연간 10만 명당 4~7명이라고 추측되고 있다(그림 III-1).

최근 30년간 비만의 증가에 따른 소아 2형 당뇨병의 증가에는 생활습관의 변화가 크게 기여하고 있는데, 그중에서도 식생활의 서구화가 큰 원인이 되고 있다. 한편 백인 집단에서는 1형 당뇨병이 소아 당뇨병의 주요 타입으로, 소아 당뇨병에 인종 차이가 있어 유전적 소인이 관계하고 있는 것이 나타나고 있다.

1형 당뇨병과 비만

비만은 1형 당뇨병의 원인인가

1형 당뇨병의 발생에 비만은 관여하고 있지 않으며, 오히려 발병 시에는 야위어 있는 경우가 많다. 아이가 1형 당뇨병이 발생했을 때, 모친은 자신의 양육법, 특히 식생활이 나빴기 때문이 아닐까 죄책감을 갖는 경우가 있다. 모친에게는 아무 책임도 없다는 것을 잘 설명해 모친의 심리적

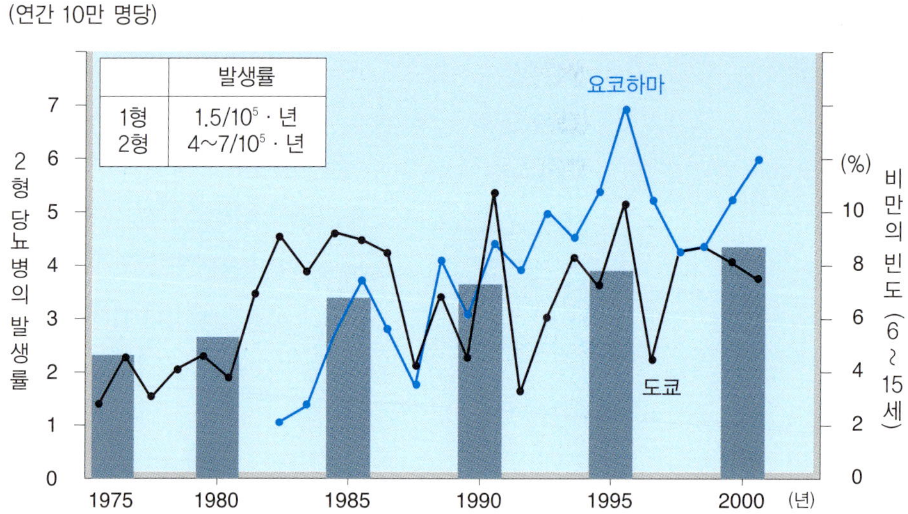

그림 III-1 일본인 소아에 있어서의 2형 당뇨병과 비만의 추이

안정을 도움으로써, 환아가 당뇨병이 있는 삶을 수용하는 것을 촉진하게 된다.

한편 인슐린 요법과 식사 요법으로 치료하고 있는 1형 당뇨병인 아이가 비만인 경우는 적지 않다. 1형 당뇨병에서는 췌장에서 인슐린이 만들어지지 않기 때문에, 혈당을 양호하게 조절하기 위해서 충분한 인슐린을 주사로 보충하지만, 인슐린에는 체내에서 지방을 만드는 작용이 있으므로 아무래도 비만이 되기 쉽다. 게다가 주사한 인슐린의 효과가 너무 강해 혈액 중의 포도당이 부족하게 되어 가끔 의식을 잃는 일도 있다(이것을 "저혈당"이라고 부른다). 저혈당을 막기 위해 필요 이상의 보식을 하면 에너지 과잉이 되어, 이것이 주사한 인슐린의 기능에 의해 비만으로 연결된다. 저혈당을 일으키지 않고 양호하게 혈당을 조절하고, 또한 비만을 일으키지 않기 위해서는 적절한 인슐린 요법과 식사 요법이 그 열쇠이다.

비만에는 어떤 합병증이 있을까

비만이 진행하면 인슐린 저항성이 증대하므로, 주사하는 인슐린 양이 더욱더 증가하게 되어 이것이 또 비만을 조장한다. 그리고 혈당 조절이 어려워져 눈이나 신장의 합병증이 진행해, 실명이나 신부전의 위험을 증대시킨다. 게다가 혈액 중의 지질은 당뇨병 그 자체에서도 높아지는데, 비만은 이것을 조장하므로 동맥경화가 진행해 심근경색이나 뇌졸중의 위험이 높아진다.

비만을 어떻게 예방할까

1형 당뇨병에서는 연령에 맞는 활동이나 성장에 필요한 에너지를 섭취하고, 이것이 대사하는

데 충분한 인슐린을 보충하는 것이 치료의 기본이다. 에너지 섭취량은 성별 · 연령별 · 신장별 에너지 소요량으로 하지만, 이것을 계산할 때 초등학생과 중학생의 생활 활동의 평균은 결코 1.7(적당함)이 아니고 1.4~1.5(약간 낮음)인 것에 주의한다(부표 2, p. 142~143). 운동은 비만에 의한 인슐린 저항성을 개선하는 효과가 있어 권장되지만, 인슐린 양의 조절 등에 의해 저혈당을 예방하는 것이 중요하다.

2형 당뇨병과 비만

비만은 2형 당뇨병의 원흉이다

소아 2형 당뇨병의 75~85%는 비만을 수반하며, 이들에서는 비만에 따르는 인슐린 저항성과 인슐린 저항성을 보상할 수 있을 정도의 인슐린을 분비할 수 없는 인슐린 분비 부전이 직접적인 원인이다.

2형 당뇨병으로 비만이 해소되지 않으면, 양호한 혈당 조절이 곤란해 눈이나 신장의 합병증이나 동맥경화가 진행된다. 2형 당뇨병에서는 자각 증상이나 중증감이 부족하기 때문에 치료에 동기 부여가 어렵고, 신장의 합병증은 1형 당뇨병보다 오히려 빨리 진행된다고 알려져 있다.

비만을 동반하는 2형 당뇨병의 치료

식사 요법과 운동 요법은 기본이다. 많은 경우 섭취 에너지 양 및 지방량이 표준보다 훨씬 많기 때문에, 이것을 표준량으로 되돌리는 것으로부터 시작해 비만의 추이를 보면서 표준의 80% 정도까지 줄인다. 극단적인 식사 제한은 신경성 식욕 부진증이나 과식증 등 심리적 장애의 원인이 되기도 하므로 주의가 필요하다. 과잉 지방 섭취는 인슐린 저항성을 조장하므로 지방의 에너지 비를 성인과 같이 25%까지로 하는 것이 바람직하다.

운동은 인슐린 저항성을 개선시키는 가장 효과적인 방법이다. 통학이나 체육 수업 이외에 1일 60분 이상, 섭취 에너지의 10% 이상에 상당하는 운동을 실행하도록 지도한다.

식사 요법과 운동 요법으로 양호하게 혈당을 조절할 수 없는 경우에는, 비구아나이드 제나 설포닐 요소제 등의 경구 혈당 강하제 또는 인슐린이 이용되는데, 어느 경우에도 비만의 개선이 혈당 조절의 열쇠가 된다.

12 고지혈증과 비만

Summary

- 제 2차 세계대전 후, 일본인의 식생활이 서구화되어 고에너지 · 고지방식이 됨과 동시에, 생활환경의 근대화에 의해 신체 활동이 저하함에 따라 소아의 비만이 증가했다.
- 소아의 혈청 지질 농도도 이것에 따라 상승해 고지혈증의 빈도도 증가하고 있다. 이것은 비만에 의한 인슐린 저항성의 증대가 원인이다.
- 비만의 정도와 가장 유사한 것은 고트리글리세리드 혈증이고 다음이 고콜레스테롤 혈증이다.
- 소아기 · 청년기의 고지혈증은 이 시기에 동맥경화를 진행시키는 가장 큰 요인이며, 이것이 성인이 된 후 심혈관계 질환으로 진전하는 것이 역학 연구에 의해 나타나고 있다.
- 따라서 소아기의 비만 및 거기에 동반하는 고지혈증의 진단과 치료가 심혈관계 질환의 예방에 매우 중요하다.
- 소아의 비만에 따르는 고지혈증은 비만이 개선되면 대부분 정상화하므로 식사 요법과 운동 요법이 치료의 기본이다.
- 고에너지 · 고지방식을 시정해 양, 질, 균형 모두 건강한 식생활을 확립함과 함께, 에너지 양의 10% 정도에 상당하는 운동 습관을 몸에 익히도록 교육, 지도한다. 소아에서는 학교에서의 생활 습관 조정도 효과가 있다.
- 식사 요법과 운동 요법으로 개선되지 않는 경우 중에 심혈관계 질환인 고위험군의 소아에 대해서는 12세 전후를 목표로 약물 요법을 실시한다.
- 고콜레스테롤 혈증에 대해서는 콜레스티라민이나 스타틴이, 고트리글리세리드혈증에 대해서는 피브라이트 또는 콜레스티라민 등이 이용된다.

고지혈증이란

고지혈증의 원인

지질은 에너지원으로서 또 세포나 조직의 구성 성분으로서 생체에 있어 중요한 물질이므로, 생체에는 지질을 축적하는 기능이 갖춰져 있다. 식생활이나 신체 활동 등의 생활 습관이 서구화 한 결과, 생체에 필요한 양 이상의 지질을 갖게 된 상태가 비만이며 고지혈증이다. 고에너지 · 고지방의 식생활과 생활 활동 강도의 저하가 원인이다. 비만의 진행에 따라 인슐린 저항성을 일으켜 지방 합성의 항진, 지방성 분해의 저하라는 대사 변화를 야기한다. 비만에 따르는 세포 내 지방의 증가나 지방 조직에서의 아디포넥틴 생성의 저하가 인슐린 저항성을 증대시켜, 고지혈증이나 동맥경화 진행의 과정에도 관여한다.

비만에 따르는 지질 이상

생활 습관에 기인하는 혈청 지질의 이상은 지질 그 자체 양의 이상으로 표현되는 것과 동시에, 혈청 지질과 결합하는 아포 단백의 이상으로도 표현된다.

비만에 따르는 지질 그 자체의 양의 이상으로서는, 고LDL콜레스테롤 혈증, 저HDL콜레스테롤 혈증, 고트리글리세리드 혈증, 찌꺼기가 많은 지방단백 콜레스테롤 혈증 등이 있는데, 모두 동맥경화의 위험 요소이다. 성인뿐만 아니라 소아도 이러한 혈청 지질의 이상, 특히 혈청 트리글리세리드치는 비만의 정도와 관계 깊다. 한편, 아포 단백의 이상으로서는 아포 단백 A_1의 저하, 아포 단백 B의 증가, 그리고 아포 단백 B/아포 단백 A_1의 증가가 나타난다.

소아의 고지혈증과 심혈관계 질환

고지혈증과 동맥경화

동맥경화는 성인에서 뇌졸중이나 심근경색의 원인이 되지만 혈관의 동맥경화성 병변은 소아기부터 시작되는 것이 국내외의 병리학적 연구에 의해 나타나고 있다. 일본인에 있어서는, 동맥경화의 초기 병변이 있는 관상동맥의 지방선이 10세 이하에서 5%, 10대에서 15%, 그리고 20대에서는 25%의 사람에게 나타난다고 보고되고 있다. 이러한 소아기 · 청년기의 동맥경화성 병변은 혈청 LDL콜레스테롤치와 직접적으로 관계 있는 것이 유명한 보걸루사 연구(Bogalusa Study)에 의해 명확하게 나타나고 있다.

또 소아의 혈청 총 콜레스테롤치, LDL콜레스테롤치, 트리글리세리드치는 비만도와 양의 관계를, 혈청 HDL콜레스테롤 치는 비만도와 음의 상관관계를 나타낸다. 게다가 1960년부터 2000년에 이르는 40년 사이에, 소아의 혈청 총 콜레스테롤치는 비만 빈도의 증가에 따라 약 20mg/dl 상승되어 소아에서도 동맥경화의 위험인자가 비만과 직접 관련되어 있는 것은 분명하다.

고지혈증과 심혈관계 질환

각국 소아의 혈청 총 콜레스테롤치와 그 지역 45~54세 사람의 허혈성 심질환에 의한 사망률과의 사이에 직선적인 양의 상관관계가 나타나는 것이 알려져 있다. 또 18세 때 비만인 사람은 그렇지 않은 사람에 비해, 25년 후 사망률이 약 2배였다고 보고되어 있다. 이러한 지견은 소아기의 비만이 동맥경화의 위험인자인 고지혈증을 일으켜, 성인이 된 후의 심혈관계 질환의 위험성을 높인다는 것을 보여주고 있다.

고지혈증의 진단

성인의 기준치

고지혈증 진단을 위한 혈청 지질의 기준치는, 본래 질병 출현 또는 질병에 의한 사망을 종료점으로서 결정한다. 성인의 고지혈증 진단의 기준치는 이러한 역학 조사를 기초로 표 III-2와 같이 '동맥경화성 질환 진료의 가이드라인'에 정해져 있다.

소아의 기준치

한편 소아에 대해서는 장기간의 긍정적 역학 조사 데이터가 없기 때문에, 혈청 지질 농도는 소아기부터 성인기로 평행 이동한다는 전제에서 성립되어, 대개 평균치로부터 2.0~2.5표준 편차치 정도 높은 수치를 이상치로 하여 고지혈증의 진단에 이용한다. 표 III-3은 예방 의학 중앙회의 초등 · 중학생용 혈청 지질 기준치, 표 III-4는 미국 심장 학회의 소아(2~19세)용 혈청 지질 판정 기준이다.

표 III-2 성인의 고지혈증 진단 기준(공복 시의 혈청 지질치)

고콜레스테롤 혈증	총 콜레스테롤	≧220mg/dl
고LDL콜레스테롤 혈증	LDL콜레스테롤	≧140mg/dl
저HDL콜레스테롤 혈증	HDL콜레스테롤	<40mg/dl
고트리글리세리드 혈증	트리글리세리드	≧150mg/dl

(일본 동맥경화 학회 : 동맥경화성 질환 진료의 가이드라인 2002년 판)

표 III-3 초등 · 중학생의 혈청 지질 기준치

항 목	기준치
총 콜레스테롤(mg/dl)	≦ 219
HDL콜레스테롤(mg/dl)	≧ 40
중성지방(mg/dl)	≦ 199

(예방 의학 중앙회, 2003.)

표 III-4 소아(2~19세)의 혈청 지질 판정 기준

항 목	정 상	경 계
총 콜레스테롤(mg/dl)	< 170	170~199
LDL콜레스테롤(mg/dl)	< 110	110~129
HDL콜레스테롤(mg/dl)	≧ 35	
중성지방(mg/dl)	≦ 200	

(American Heart Association, 2002.
National Cholesterol Education Program. Report of the Expert Panel on Blood Cholesterol Levels in Children and Adolescents. 1991.)

소아 고지혈증의 치료

소아의 비만에 수반하는 고지혈증은 비만이 개선되면 대부분 정상화하므로, 치료의 기본은 식생활과 운동 습관의 교육, 지도이다. 식사 요법과 운동 요법은 '7. 식사 요법의 진행 방법' (p. 64~69), '8. 운동 요법의 진행 방법' (p. 70~80)에 진술되어 있는 소아의 비만에 대한 것이나 또는 '11. 당뇨병과 비만' (p. 91~95)의 비만에 따르는 2형 당뇨병에 대한 것과 기본적으로 같다. 소아에서는 학교에서의 생활 습관 조정도 효과가 있어, 비만이나 고지혈증의 반수가 개선된다고 보고되고 있다.

식사 요법과 운동 요법으로 비만이 개선되지 않고 고도의 고지혈증이 지속되는 경우에는, 연장아에서는 동맥경화의 진행을 저지하기 위해서 약물 요법을 도입하는 경우도 있다. 이 경우에도 지속적인 식생활이나 운동 습관에 대한 생활 습관 조절이 불가결하다는 것은 말할 것도 없다.

식사 요법

소아의 고지혈증에 대한 식사 요법의 원리는 건강한 식생활을 확립하는 것에 의해, 음식을 통한 지질 섭취를 줄이는 것과 동시에 체내에서의 지방 합성을 억제하는 것이다. 구체적으로는 다음의 지침에 따라 식생활의 교육, 지도를 실시한다.

① 섭취 에너지 양을 생활 활동 강도에 맞춘 남녀별 · 연령별 · 신장별 에너지 소요량(부표 2, p. 142~143)되도록 시정한다. 더 필요하면 표준 에너지 양의 10~20%를 감량한다.
② 지방 에너지의 비를 초등학생 이상에서는 25% 이하, 유아에서도 30% 이하로 한다. 고콜레스테롤 혈증에서는 음식으로부터의 콜레스테롤 섭취를 하루 250~300mg 이하로 한다.
③ 과당이나 자당 등의 단순당을 피한다. 따라서 간식은 과자, 케이크, 청량음료 등의 "군것질"이 아니라, 영양 균형이 잡힌 가벼운 식사로 한다.
④ 식물 섬유를 충분히 섭취한다. 야채, 해조류뿐만 아니라 현미나 전립(全粒)빵 등에 포함되는 가용성 식물 섬유를 많이 섭취한다.

운동 요법

인슐린 저항성이 비만에 따르는 고지혈증의 메커니즘의 기초가 되고 있지만, 운동이 인슐린 저항성을 개선해 인슐린 감수성을 높이는 것이 증명되고 있다. 실제로 운동 습관에 의해 혈청 총 콜레스테롤이나 트리글리세리드가 저하하고, 반대로 혈청 HDL 콜레스테롤이 상승하는 것이 알려져 있다. 식사 요법과 병행해 지속하는 것이 중요하다.

① 운동량은 하루 섭취 에너지 양의 10%를 기준으로 한다. 이것은 약 1시간 동안의 중간 정도의 운동에 상당한다.
② 1주일에 4회 이상을 목표로 한다.
③ 조깅, 산책, 수영, 구기 등의 유산소 운동을 주로 한다.

약물 요법

고지혈증의 정도가 심하거나 심혈관계 질환의 가족력의 경향이 뚜렷한 경우, 식사 요법과 운동 요법이 효과가 없으면 약물 요법도 고려한다. 소아에 있어서의 고지혈증의 치료에 이용되는 약제의 안전성과 유효성은 충분히 검증되어 있지 않기 때문에, 설명에 의한 사전 동의를 얻은 후에 신중하게 사용한다. 가족성 고콜레스테롤 혈증 등 특수한 고지혈증의 경우를 제외하고, 고지혈증, 특히 비만에 따르는 고지혈증에 대한 약물 요법은 중학생이 될 때까지 기다리는 것이 보통이다.

고콜레스테롤 혈증에 대해서는 콜레스테롤 및 담즙의 흡수를 억제하고 LDL수용체를 활성화하는 기능이 있는 음이온 교환 수지(콜레스티라민)나, 콜레스테롤 합성의 율속단계를 저해하는 HMG-CoA 환원 효소 저해약(스타틴)이 이용된다.

고트리글리세리드혈증에 대해서는 트리글리세리드 합성을 억제해, 분해를 촉진하는 피브라이트가 이용된다. 덧붙여 음이온 교환 수지는 담즙산의 흡수 억제 효과를 통해, 트리글리세리드의 흡수를 억제하는 기능도 있다. 보통 이러한 약제는 중학생이면 성인량의 3분의 2 로부터 시작한다.

13 그 밖의 대사 이상증과 비만 - 고요산 혈증, 지방간

Summary

- 고(高)요산 혈증이나 지방간은 비만에 따르는 대상 이상으로, 소아 비만에 대해서도 자주 나타난다. 모두 현대의 생활 습관이 환경요인으로서 크게 관련되어 있다.
- 고요산 혈증은 고기나 간 등 푸딩체가 풍부한 음식을 많이 섭취하는 것에 의해서도 일어나지만 고지혈증, 고혈압, 내당능 이상 등과 같이 비만에 따른 인슐린 저항성을 기반으로서 일어나는 대상 이상증의 하나라고 생각해야 하는 것이다.
- 이 경우의 고요산 혈증의 식사 이외의 원인으로서, 요산의 생성 증가 및 뇨중 배설 저하를 들 수 있다.
- 고요산 혈증이 계속되면 관절 증상으로서의 통풍이 발생하는데, 이것은 청소년에서의 보고도 증가하고 있다. 고요산 혈증을 대상 이상증의 하나로서 파악해 조기 발견과 대책에 힘쓰는 것이 중요하다.
- 지방간은 간장에 중성 지방이 과잉 축적된 상태이며, 비만아에게 간기능 이상이 나타나는 경우에는 지방간이 원인인 경우가 많다.
- 초음파 검사나 CT 검사에서, 소아 비만에 지방간이 잦은빈도로 동반하는 것이 밝혀져 있다.
- 지방간에서 나타나는 일반 간기능 검사의 특징은, 혈청 트랜스아미나제의 상승(AST<ALT)이다. 확정 진단에는 간생검에 의한 조직학적 검사가 필요하지만, 비만의 개선에 따라 혈청 ALT 치가 개선하는 경우에는 지방간일 가능성이 높다.
- 치료는 비만 치료에 준하며, 만성 간질환으로서 운동 제한을 실시하는 것은 금기이다.

고요산 혈증

비만에서 요산치가 상승하는 이유

건간한 성인의 생체 내에는 약 1,200mg의 요산저류가 존재해, 하루에 대략 700mg의 요산이 생성되고 그중의 약 500mg이 요중으로, 약 200mg이 땀, 소화액 등으로 배설된다.

비만에서 고요산 혈증이 일어나는 원인은 ① 간에서의 퓨린 분해 항진에 의한 요산의 과잉 생성과, ② 신장으로부터의 요산 배설의 저하(요산 제거는 인슐린 저항성과 음의 상관이 있다)이다.

혈청 요산치는 탈수증(신장 기능 저하) 등으로도 일시적으로 상승하지만, 선천성 핵산 대상 이상증 등의 기초 질환이 있는 경우에도 상승한다. 문진, 신체 소견, 일반 검사 등에 의해 기초 질환의 존재를 알아차리는 것도 중요하다.

고요산 혈증과 생활습관병

현대 소아의 생활 습관이 고요산 혈증의 발생에 관계하고 있다.

혈청 요산치는 비만도나 체지방률과의 상관이 인정되며, 특히 내장 지방 증가와 관련이 깊다. 또 고요산 혈증이 있는 성인의 약 80%가 비만, 고혈압, 고지혈증, 내당능 이상 등의 생활습관병을 동반하고 있어, 혈청 요산치가 높으면 허혈성 심질환이나 뇌혈관 질환 발생의 위험성이 높아진다는 것도 알려져 있다.

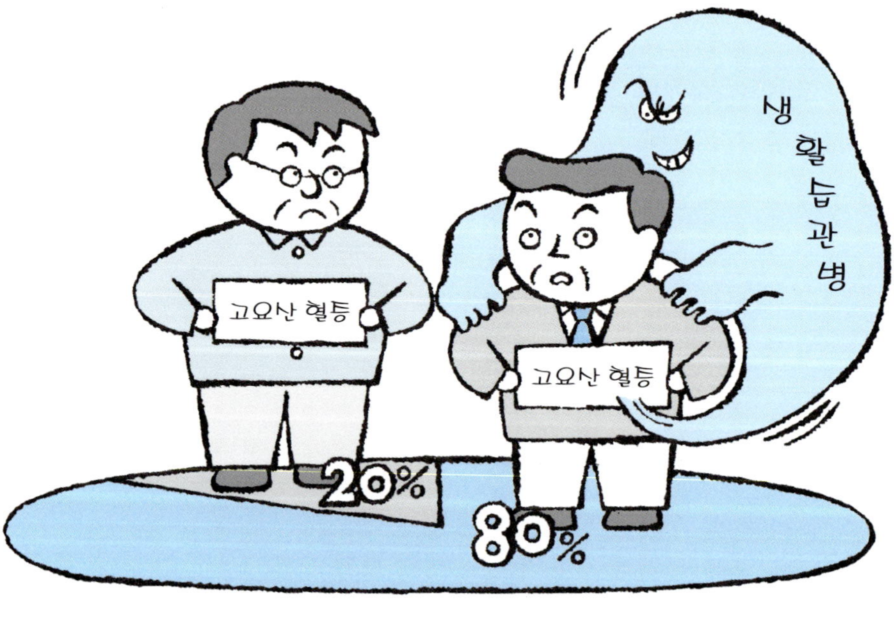

고요산 혈증이 있는 성인의 약 80%가 한 가지 이상의 생활습관병을 동반하고 있다

표 III-5 요산의 근원이 되는 퓨린을 많이 포함한 식품과 적은 식품(100g 중)

매우 많음 (300mg~)	닭 간, 말린 정어리, 벤자리 어백(soft roe), 아구찜, 가다랑어포, 말린 멸치, 말린 문어
많음 (200~300mg)	돼지 간, 소 간, 가다랑어, 정어리, 대정새우, 말린 전갱이, 과메기
적음 (50~100mg)	장어, 빙어, 돼지 등심, 돼지 안심, 소 등심, 소 안심, 소 간, 양고기, 본레스 햄, 프레스 햄, 베이컨, 시금치, 콜리플라워
매우 적음 (~50mg)	콘 비프, 어육 소시지, 어묵, 생선살 꼬치구이, 생선튀김, 말린 청어알, 명란젓, 비엔나 소시지, 두부, 우유, 치즈, 버터, 계란, 옥수수, 감자, 고구마, 쌀밥, 빵, 우동, 과일, 양배추, 토마토, 당근, 무, 배추, 톳, 다시마, 미역

(고요산 혈증 · 통풍의 치료 가이드라인. 일본 통풍 · 핵산 대사 학회 작성 2002)

고요산 혈증 상태가 계속되면 요로 결석이나 신장 장애를 일으키기 쉬워진다. 또 관절 증상으로서의 통풍이 일어나는데 청소년의 통풍도 증가하고 있다. 통풍이란 요산의 결정이 관절에 침착해 일어나는 발작성의 관절염으로, 관절이 붉게 부어오르고 격렬한 통증이 생긴다.

고요산 혈증의 기준

성인에서는 7mg/dl를 넘었을 경우를 고요산 혈증이라고 정의한다. 소아의 혈청 요산치의 정상 범위는 4~6mg/dl로 되어 있다.

생활 지도

소아의 경우에서도 고요산 혈증을 생활습관병에 따른 이상으로 평가하는 것이 중요하므로, 비만의 치료와 같이 적절한 식사와 운동을 지도한다.

식사에서는 단백질이나 탄수화물에 치우친 과잉 섭취는 요산치를 상승시키므로 균형 있는 식사를 하는 것에 유의한다. 퓨린 함유의 식품을 제한해도 혈청 요산치는 그다지 저하하지 않으므로 힘들게 제한할 필요는 없지만, 간이나 육즙, 생선 · 고기를 조린 국물이 응고된 것 등 극단적으로 퓨린을 많이 포함한 식품에 대해서는 섭취를 기록하도록 한다(표 III-5). 물론 알코올류는 금지한다.

비만을 동반하는 예에서는 운동 요법이 필요하지만 숨이 끊어질 듯한 격렬한 운동은 근육에서의 퓨린의 분해를 항진해, 오히려 요산 상승을 초래한다. 유산소 운동을 실시해 체지방 감소(인슐린 저항성 저하)를 통해 혈청 요산치도 저하시킨다.

Q 상승한 혈청 요산치는 약으로 떨어드리면 안되요?

A 고요산 혈증에 대해서 소아라도 약물 요법이 필요한 특수한 경우도 있습니다. 그러나 일반적으로 요산치의 상승에는, 과식이나 운동 부족에 의한 체지방(특히 내장 지방)의 증가가 강하게 관여한다고 생각되므로 생활 습관의 개선을 우선 실시하는 것이 중요합니다. 혈청 요산치의 정상 범위는 4~6 mg/dl이지만 이 이하에서도 건강에 장애가 일어납니다. 그 이유는 요산에는 체내에서 발생한 산화 물질을 중화하는 기능도 있기 때문입니다.

지방간

지방간이란

지방간이란 지질이 간장 중량의 5% 이상(정상 2~4%)으로 축적된 상태를 말한다. 비만에 동반하는 간기능 이상의 대부분은 지방간이 원인이며, 지방간은 비만에 동반하는 대상 이상의 하나이다.

비만에 의한 지방간의 원인

비만에 따르는 인슐린 저항성 증대에 의해 간세포 내에 중성지방이 침착하는 것이 원인이다.

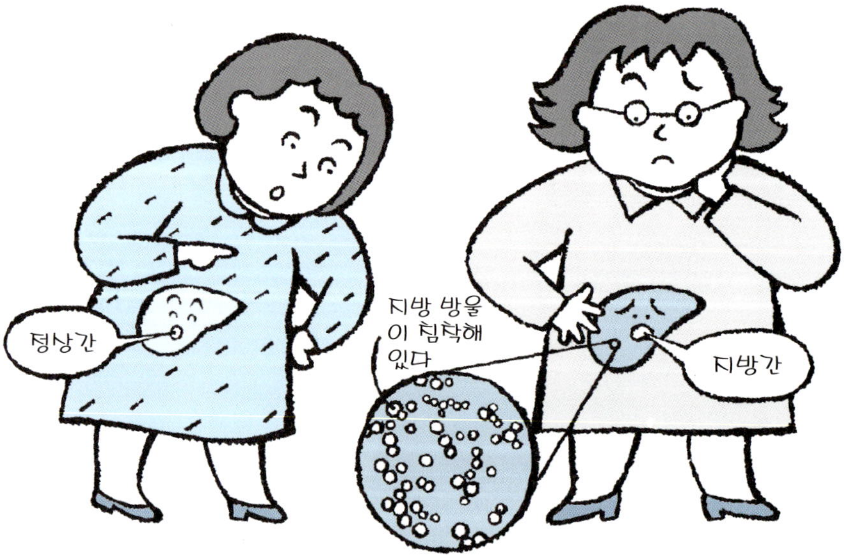

지방간이란 지질이 간장 중량의 5% 이상으로 축적된 상태

표 III-6 소아에서 지방간을 일으키는 원인

- 영양성 지방간
  - 비만
  - 기아
  - 고칼로리 수액
- 바이러스성 만성 간염
- 자기면역성 간염
- 윌슨(Wilson)병 등의 선천성 대사이상증
- 당원병
- 약제(부신피질 호르몬, 테트라시클린, 에스트로겐 등)
- 라이 증후군

혈중 비타민 E나 C 등의 항산화 물질의 결핍에 의해 일어난다.

산화적 스트레스에 의한 간세포 상해도, 지방간의 발생과 간병변의 진전(비알코올성 지방간염)에 관여한다고 여겨진다.

소아 지방간의 빈도

비만 소아의 20~25%에 간기능 이상이 보이며 그 대부분이 지방간에 의한 것이라고 생각된다.

진단

이학적으로는 정도의 차이는 있지만 간종대가 보인다.

혈액 검사에서는 간기능 이상(AST<ALT)이 보인다. 그 외에 고콜레스테롤이나 고중성지방 등의 고지혈증이 나타나는 경우가 많다.

화상 진단은 복부 초음파 검사에서는 간실질의 고에코상(휘도 항진)이, CT검사에서는 간 CT치의 저하(저흡수 영역)를 나타낸다.

간 생검에서는 중심 정맥을 중심으로 간문맥 영역 주변에 지방 방울의 침착이 보인다. 진행하면 간문맥 영역과 간실질에 세포 침윤, 섬유화가 출현해, 진행성 간병변 상태를 나타낸다. 드물지만 간경변으로의 진행도 보고되고 있다. 화상 검사에서의 간 섬유화의 정확한 진단은 곤란하다.

감별 진단

확진에는 간 생검이 필요하지만 일반적으로는 행하지 않고, 다만 만성 바이러스성 간염이나 윌슨 병 등의 대사성 질환의 제외(표 III-6)가 필요하다. 1~3개월간의 감량(비만도를 약 5% 떨어뜨리는 정도)으로 간 기능이 개선되는 경우에는 지방간을 생각해도 좋다.

치료에 대해

비만에 동반하는 지방간 · 간기능 이상의 치료는 일반적인 비만 치료와 같다. 치료의 기본은 식사나 운동 등의 생활 습관의 개선에 의해 비만도의 감소를 도모하는 것이다. 그것에 의해 간 기능 검사치도 개선한다.

만성 간염으로서 운동 제한을 실시해서는 안 된다.

항산화 물질로서의 비타민 E 투여가 유효하다는 보고가 있다.

Q 지방간이 있으면 반드시 간 기능 이상이 나타납니까? 지방간에는 자각 증상이 있습니까?

A 지방간의 정도가 가벼운 경우에는 간 기능 이상이 나타나지 않는 것도 있습니다. 그러나 초음파 검사나 CT검사로 지방간을 진단할 수 있습니다. 보통은 자각 증상은 없지만 복통이나 피로감을 호소하는 경우도 있다고 합니다.

Note

비알코올성 지방간염

비알코올성 지방간염(Nonalcoholic steatohepatitis,NASH)이란 음주력이 없음에도 불구하고, 지방 침착이나 알코올성 간염과 같은 형태의 간조직상이 보이며 일부 예에서 세포 침윤이나 섬유화가 진행해, 간경변증에까지 진전할 가능성이 있는 만성 간질환이다. 그 대부분이 비만이 원인이며 최근에는 같은 의미로 "Nonalcoholic fatty liver disease"라는 병명도 사용되고 있다.

알코올성 지방간염보다는 예후는 좋다고 여겨지고 있지만 소아 비만에서도, 단순한 지방 침착만이 아니라 세포 침윤이나 섬유화를 동반하는 진행성 간병변이 나타나는 예도 있어, 성인이 되고 나서의 간경변으로의 진전이 우려된다. 확실히 성인의 간 질환의 최전선이 소아 비만에 있다고도 말할 수 있다.

14 고혈압 · 심장병과 비만

Summary

- 일본인의 사망 원인의 제 1위는 암, 제 2위는 심장병이다. 협심증이나 심근경색 등의 동맥경화가 원인이 되어 일어나는 심장병은 비만에 동반하기 쉽다는 것이 알려져 있다.
- 또 다양한 역학적 연구로부터 심장병의 위험 인자로서 비만 외에 고혈압, 고지혈증, 흡연, 스트레스, 운동 부족 등을 들 수 있다.
- 비만이 진행하면 고인슐린혈증이 일어나 혈압 상승으로 연결된다. 고혈압은 동맥경화의 주요한 위험 인자이다. 또 비만 소아에 있어 무증상의 좌실비대가 일어나는 것이 알려져왔다. 따라서 고혈압과 심장병은 비만에 따르는 인슐린 저항성 상태를 통해 서로 밀접한 관계가 있다고 말할 수 있다.
- 고혈압의 진단에는 표준화된 혈압 측정을 실시할 필요가 있다. 안정 후에, 연령에 따라 적절한 사이즈의 혈압 측정띠를 이용해 측정한다. 정신적 긴장 등에 의해서도 혈압은 쉽게 올라가므로 고혈압으로 판정하려면 검사일을 바꾸어 반복적으로 혈압을 측정하는 것도 필요하다.
- 고혈압의 판정에는 성별, 연령을 고려한 기준치를 이용한다.
- 비만에 도발하는 고혈압의 치료를 위해서는 우선 식사나 운동 등의 생활 습관의 개선에 힘쓴다. 비만의 해소에 의한 고혈압의 개선을 도모한다. 적당한 운동에는 강압 작용도 있다.
- 비만은 소아기부터 대응해야 하며 생애에 걸친 심혈관 질환의 위험 인자라고 할 수 있다.

비만과 심혈관 질환

협심증, 심근경색, 심부전 등의 심장병과 뇌졸중 등의 뇌혈관 장애를 모두 합해서 심혈관 질환이라고 부른다. 협심증이나 심근경색은 관상동맥경화성 질환이라고도 불리며 동맥경화가 원인이다. 뇌졸중에는 고혈압이 깊이 관여한다.

비만은 생애에 걸친 고혈압이나 심장병의 위험 인자이며, 소아 비만의 증가는 성인기에서의 심혈관 질환의 발생 증가를 초래한다고 생각된다.

비만, 고혈압, 동맥경화의 관계

비만에서 고혈압이 일어나는 이유(표 III-7)

비만이 고혈압을 동반하는 메커니즘에는 다양한 요인을 생각할 수 있지만, 주요한 것은 ① 지방 조직(혈관상) 증가에 수반하는 순환 혈액량이 증가함에 따라 심박출량이 증가하는 것, ② 교감신경계의 활동이 강화되어 혈중 카테콜아민이 증가하는 것, ③ 인슐린 저항성 증대에 의한 고인슐린혈증이 일어나, 신뇨세관에서의 나트륨 재흡수가 증가하여 체내에 수분 · 나트륨의 저류를 초래하는 것 등이다.

인슐린이나 지방 세포로부터 분비되는 렙틴이 교감신경계를 자극한다고 여겨진다.

허리둘레나 허리/엉덩이 비의 상승은 내장 지방 증가를 반영하지만, 허리둘레와 수축기 혈압 및 확장기 혈압과의 사이에는 소아에서도 성인과 같이 양의 상관관계가 있는 것으로 나타난다.

비만과 소아기의 좌실비대(그림 III-2)

소아기의 비만에서는 종종 좌실비대가 관찰된다. 혈압 상승과 심박출량 증가가 원인으로 생각

표 III-7 고혈압의 원인

1. 생리적 인자
   - ① 혈액량 증가
   - ② 심박출량 증가
   - ③ 말초혈관 저항 증가
2. 신경 · 내분비 · 대사 인자
   - ① 고인슐린혈증 · 인슐린 저항성
   - ② 내당능 장애
   - ③ 레닌 · 안기오텐신 · 알도스테론계의 이상
   - ④ 교감신경계의 관여
   - ⑤ 코르티솔 분비 증가
   - ⑥ 혈중 콜레스테롤 · 트리글리세리드 증가에 의한 동맥경화의 진전
3. 외부 인자
   - ① 운동량 감소
   - ② 과식으로 인한 식염 섭취량 증가
4. 유전 인자
5. 지방 분포
   - ① 상반신 비만
   - ② 복부 비만
   - ③ 남성형 비만
   - ④ 내장 지방형 비만

(武城英明 : 고혈압과 비만. 비만 · 비만증의 지도 매뉴얼 제2판, p. 146에서 인용)

되지만, 좌실비대 그 자체는 무증상이어도 향후 심혈관 질환의 발생에 선행하여 소아기부터 출현하는 장기 장애의 하나의 표현형이라고 생각해야 한다.

비만과 동맥경화

비만은 지질 이상을 수반하지 않는 경우에도 독립적인 동맥경화의 위험 인자이다. 지방 세포로부터 분비되는 생리 활성 물질인 각종 아디포사이토카인이, 직접 혈관 내조직을 손상시켜 동맥경화 병변을 진행시키기 때문이다. 그러한 중에 아디포넥틴은 내장 지방 축적에 따라 분비가 억제되는 것에 의해 동맥경화 병변을 진행되는 것이 알려져 있다. 고혈압, 고지혈증, 당뇨병, 흡연 등의 동맥경화 위험 인자가 더해지면 한층 더 동맥경화의 진행은 앞당겨진다.

소아의 고도 비만 예에 초음파를 사용한 검사에서 이미 동맥벽의 경화와 내막 기능의 장애가 확인되어 있다.

고혈압의 판정

혈압의 측정 방법

혈압은 표준화 된 방법으로 측정한다. 3~5분간의 안정 후에, 좌위에서 우상완을 심장 높이로

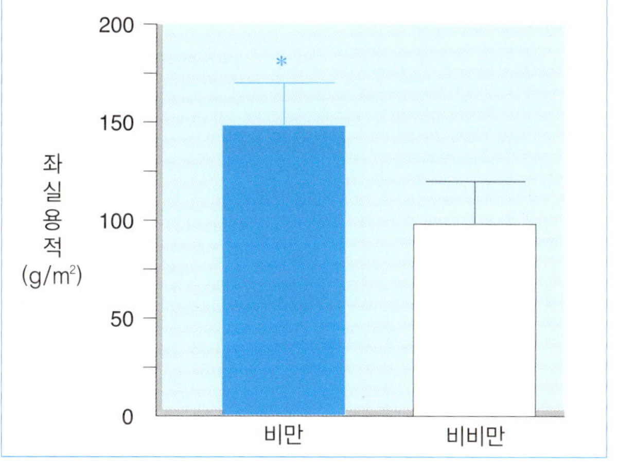

그림 III-2　비만의 심장에의 영향 – 좌실비대
심장 초음파 검사에 의한 비만 소아(55명)와 비비만 소아(45명)의 좌실용적의 비교(Rocchini, A.P. : Pediatr.Int., 1999.)

유지하여 측정한다. 수은 혈압계 또는 자동 혈압계를 이용한다. 다음과 같은 점에 주의한다.

- 적절한 사이즈의 혈압 측정띠를 선택한다. 3~6세 미만은 6cm의 폭, 6~9세 미만은 9cm의 폭, 9세 이상은 성인용(12cm의 폭)을 이용한다. 체격이 좋은 소아에서는 상완 둘레의 40%를 넘는 폭의 혈압 측정띠를 선택한다.
- 혈압은 3회 연속해 측정, 수축기압의 가장 낮은 측정치를 채택한다. 수은 혈압계에 의한 확장기압은 코로트코프 음의 제 5점을 이용한다.
- 혈압은 신체 활동, 정신적 긴장(백의고혈압 등)에 의해 변동하므로, 측정일을 바꾸어 반복 측정한(때에 따라 수개월간에 걸쳐서) 혈압의 평균치로부터 판단하는 것이 필요한 경우도 있다. 가정에서의 자동 혈압계에 의한 측정도 고혈압의 판정에 참고가 된다.

최근 소아에서의 보행 시 혈압 측정(ambulatory blood pressure monitoring)이 제창되고 있다.

혈압의 기준

일본인 소아의 고혈압 판정은 성별, 연령을 고려한 기준치를 기초로 행해진다(표 III−8). 원래는 미국과 같이 신장까지 고려한 혈압 기준치를 이용하는 것이 이상적이지만 일본에는 이러한 기준치는 아직 없다.

소아 고혈압의 빈도와 원인

전국 초등 · 중학생의 혈압 검진 결과에서 고혈압의 빈도는 0.1~1%로, 그 대부분은 기초 질환이 없는 본태성 고혈압이라고 생각되며 그중 비만에 동반하는 것이 약 반수를 차지한다고 여겨진다.

혈압의 기준치를 크게 넘은 고혈압의 원인으로서 신질환, 심질환, 내분비 질환 등에 의한 2차

표 III−8 소아의 혈압 기준

		수축기 혈압(mmHg)	확장기 혈압(mmHg)
영 아		110	70
유 아		120	75
초등학생	저학년	130	80
	고학년	135	80
중학생	남자	140	85
	여자	135	80

(內山 聖. 일본 소아과 학회지, 2002.)

성 고혈압의 감별 진단을 실시한다. 신질환은 2차성 고혈압의 70~80%를 차지한다.

흡연은 심혈관 질환의 주요한 위험 인자이다. 사춘기 연령부터 흡연율이 증가하므로 가정이나 사회에서의 금연에 대한 계몽과 동시에 초등학교 저학년부터 학교에서의 금연 교육이 필요하다.

고혈압에의 대응과 심장병 예방

2차성 고혈압의 치료는 원인, 병태에 따라 다르며 약물 요법이 필요하다('Q&A' 참조). 소아의 본태성 고혈압은 교감신경 활동이 항진하고 있는 경우가 많다고 여겨진다.

비만에 따른 고혈압에 대해서는 우선 식사나 운동 등의 생활 습관 지도에 의한 비만 해소를 통해 고혈압의 개선을 도모한다.

고나트륨식은 피한다(1일 7~8g 이하). 칼슘과 칼륨(야채, 과일, 해조류 등)에는 혈압 상승을 억제하는 효과가 있으므로 적극적으로 섭취하도록 지도한다.

운동은 비만의 개선에 도움이 될 뿐 아니라 직접 강압 작용도 발휘한다. 성인에서는 적당한 운동 습관이 심혈관 질환의 발생을 줄이는 것이 밝혀지고 있다. 매일 계속할 수 있는 운동이 바람직하다. 고혈압에 대해서는 야구, 축구, 테니스, 탁구, 수영, 줄넘기 등의 동적 운동(역도, 유도, 레슬링 등은 정적 운동)이 적합하다.

치료 조절을 할 수 없는 고혈압이 아닌 한, 운동은 적극적으로 실시한다.

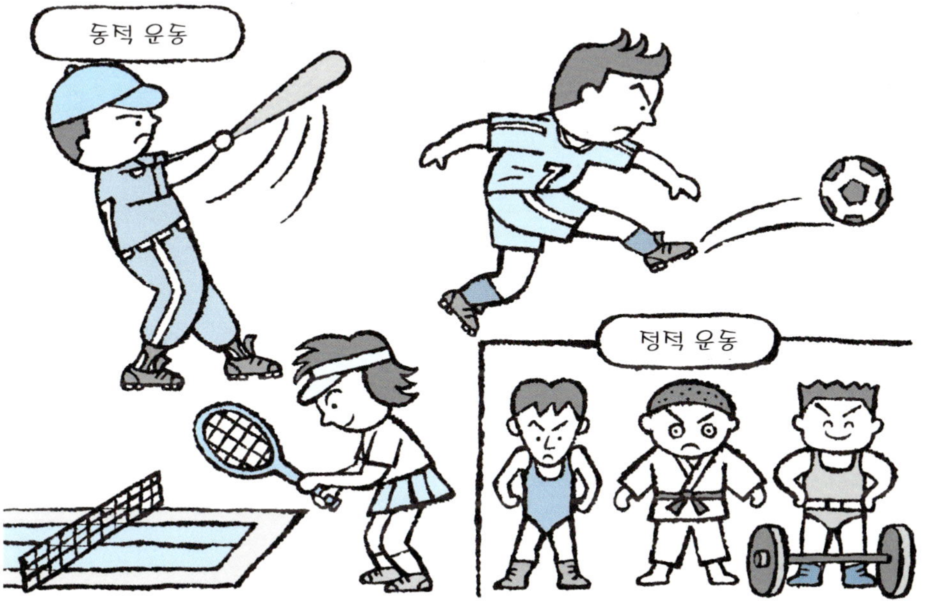

혈압에 좋은 동적 운동과 혈압에 나쁜 정적 운동

Note

출생 전 인자와 출생 후의 고혈압 · 심장병과의 관계

자궁 내 발육 부전에 의해 저체중으로 태어난 아이는 장래, 고혈압이나 2형 당뇨병을 발병하기 쉽고 심장병으로 인한 사망률이 높아진다는 역학 조사 결과가 영국에서 약 10년 전에 발표되었습니다. 인슐린 저항성 등의 생활습관병의 기원이 태아기에 있다고 하는 Barker 가설이 유명하다. 이 가설에 대해서는 아직 논란이 있어, 출생 후의 영양 등 환경 인자의 영향도 고려하지 않으면 안된다. 그러나 임부의 흡연이나 영양상태가 태아의 발육에 영향을 주어, 성인이 되고 나서의 심장병 발생을 증가시킬 가능성이 있다고 할 수 있다. 당연히 출생 후의 비만 방지도 중요하다.

Note

보걸루사 심장 연구

심혈관 질환의 위험 인자인 비만, 고혈압 및 고지혈증 등이 소아기에서 성인기에 걸쳐 추적 조사하는 것에 의해 장래의 질환 발생으로 연결되는 것이 1970년대에 개시된 미국 루이지애나(Lousiana)주에서의 보걸루사 심장 연구에서 밝혀져 있다.

이 연구에 등록되어 정기적인 검진을 받고 있는 소아 · 청년이 뜻하지 않은 사고 등으로 사망했을 때에 해부를 실시해, 동맥경화 병변의 유무를 조사할 수 있다. 현재도 조사는 계속 진행중이다. 일본에서는 이러한 장기에 걸친 추적 조사의 보고는 아직 없다.

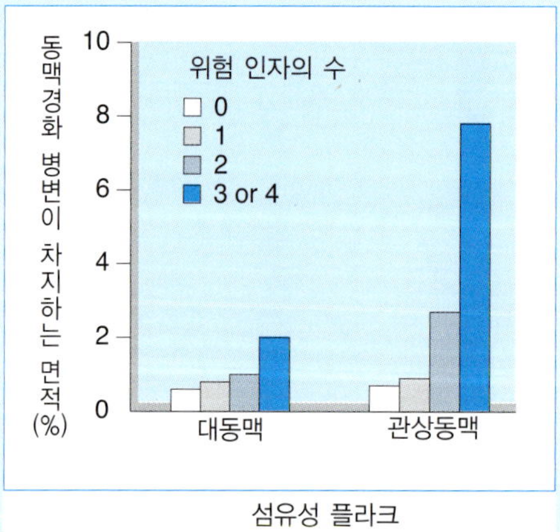

◀ 생전에 아이가 가지고 있던 동맥경화 위험 인자(비만, 고혈압, LDL 콜레스테롤 고치, 트리글리세리드 고치)의 수(0~4). 소아기 · 청년기의 부검에 의해 확인된 대동맥 및 관동맥의 동맥경화 병변의 확대와의 관계를 나타내고 있다. 위험 인자를 많이 갖고 있는 쪽에서, 동맥경화 병변은 진행되고 있다. (Bogalusa Heart Study. Berenson, G. S. et al. N. Engl. J. Med., 1998.)

Q 소아 고혈압에 대한 약물 요법은 어떤 것입니까?

A 기초 질환이 없는 본태성 고혈압에서는 식사나 운동 등의 생활 습관 개선을 우선 실시합니다. 비만에 따르는 고혈압의 경우도 같습니다. 그러나 혈압의 개선이 없고, 심비대나 안저 변화 등의 장기 장애가 나타나거나 고혈압의 가족력이 있는 경우에는 약물 요법을 고려합니다. 혈압약으로서는 안기오텐신 변환 효소(ACE) 저해제나 칼슘길항제가 주가 되지만 이러한 약제에 부작용이 나타나는 경우에는 β-차단제가 이용됩니다.

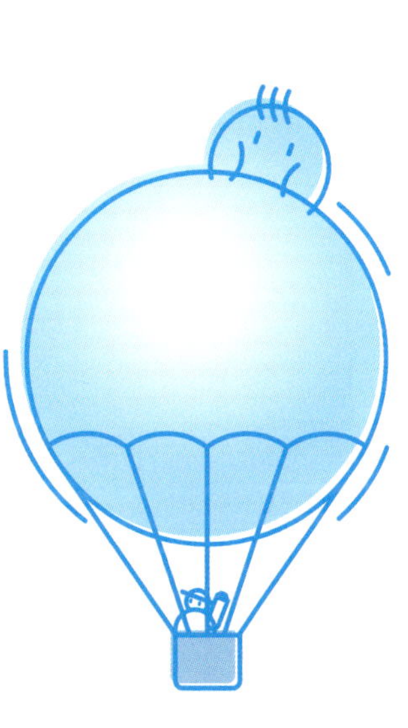

15 그 밖의 신체적 이상

Summary

- 그 밖의 신체적 이상으로서는 흑색가시세포증, 피부 선상이나 허벅지 쓸림 등의 피부 소견, 비만에 기인하는 골절이나 관절 장애, 월경 이상 등을 들 수 있다.
- 흑색가시세포증은 인슐린 저항성이나 내장 지방 축적과 관련이 깊은 신체 소견이며, 고도 비만이나 사춘기 이후의 예에 고빈도로 나타난다. 흑색가시세포증은 비만아를 진찰할 때 관찰해야 할 중요한 소견이며, 비만증 진단 항목의 하나가 되고 있다.
- 단순성 비만의 소아에서는 뼈연령을 촉진하거나 조기에 2차 성징이 나타나는 경향이 있다.
- 증후성(2차성) 비만 가운데, 내분비 질환(쿠싱 증후군, 갑상선 기능 저하증 등)에 동반하는 비만에서는 성장 장애가 나타난다. 유전성 비만(선천 이상 증후군)에서는 다지증이나 성기 발육 부전을 동반하는 것이 있다.

흑색가시세포증

흑색가시세포증(AN : acanthosis nigricans)은 피부의 거칠음, 비후, 각질, 색소 침착을 특징으로 하는 피진이다(그림 III－3). 최근 비만이나 2형 당뇨병의 증가에 따라 상당히 많은 빈도로 나타나는 것이 보고되고 있다.[1, 2] 성인에서는 내장 악성종양에 따라 나타나는 경우가 있고, 또 여러 가지 선천성 질환(인슐린 수용체 이상증, 크루존(Crouzon) 증후군)에서도 나타난다. 비만이나 2형 당뇨병 등에 동반해 출현하는 AN은 종양에 따른 것과 구별하기 위해 지금까지는 위성 흑색가시세포증(pseudo－acanthosis nigricans)으로 불리고 있었지만, 최근에는 위성(pseudo)을 붙이지 않게 되었다.

비만에 따르는 AN은 인슐린의 과잉 존재하에서 표피 성장 인자가 표피 세포의 분열, 증식을 촉진하는 것이 성립 요인이라고 생각되고 있다. 즉 고인슐린혈증이나 인슐린 저항성과 관련이 깊어 2형 당뇨병의 위험요소라고 생각되고 있다.

일본의 단순성 비만아의 검토에서도 AN 양성인 소아에서는 AN 음성인 소아에 비해 비만도, 복부 둘레, 인슐린 저항성의 지표로서의 공복시 인슐린치, HOMA-R가 의미가 있게 크고, 렙틴, PAI-1라고 하는 아디포사이토카인이 높다.[3] 즉, AN은 내장 지방 축적과 관련이 깊다.

AN는 경부(頸部), 액와, 팔꿈치, 무릎 등에 나타나지만 부위에 따라서는 객관적 평가가 어렵다. 최근 비만 및 2형 당뇨병인 성인을 대상으로 관찰자 사이에서의 AN 평가의 오차를 검토해 객관적으로 재현성을 잘 평가하려면 경부가 가장 타당하다고 보고되고 있다.[4]

피부 선상과 허벅지 쓸림 등의 피부 소견

피부 선상은 임부의 복부 등에 나타나는 것 같은 피하의 균열이다. 피하 지방의 과다한 축적에 의해 발생한다. 비만아의 복벽, 흉부, 대퇴 등에 나타나는 것이 있다.

비만에 기인하는 골절과 관절 장애

비만의 개선을 위해서는 운동이 중요하지만, 줄넘기나 조깅 등을 갑자기 장시간 하게 되면 고관절이나 슬관절의 장애를 일으키는 경우가 있다. 특히 고도 비만의 경우, 관절에 걸리는 하중도

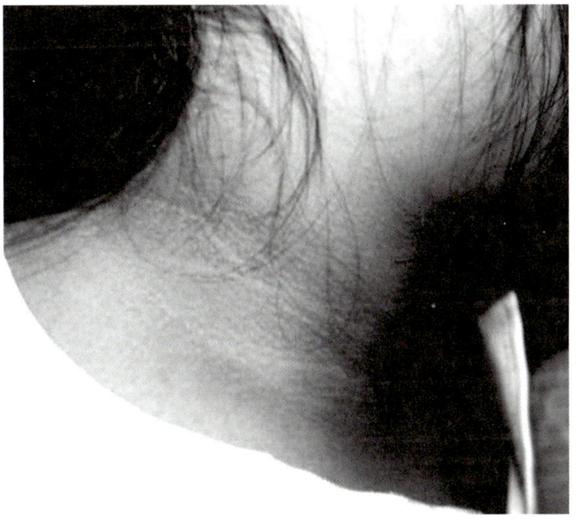

그림 III-3 비만아의 경부에 나타난 흑색가시세포증(acanthosis nigricans,AN)

크기 때문에 주의가 필요하다. 빠른 걸음부터 시작하고 관절에 통증이 느껴질 경우에는 쉬는 것이 중요하다.

대퇴골두 미끄럼증은 비교적 보기 드물지만, 10~13세의 비만 경향이 있는 남자아이에게 많다. 대퇴골 근위골단선에서 골단(대퇴골두)이 골간단(경부)에 대해서 후방으로 미끄럼을 일으키는 성장기 특유의 질환이다. 급격한 통증과 보행 불능을 나타내는 불안정형과 통증이 비교적 가볍고 보행이 가능한 안정형이 있다.

월경 이상

사춘기는 비만이 아니어도 생리불순을 일으키는 경우가 많지만, 비만에 의한 경우도 있다. 비만자에서는 배란 장애에 의한 무월경이 많다고 말해지고 있다. 연발성 무월경이 1년 반 이상 지속되는 것은 비만증의 참고 항목으로서의 월경 이상으로 여겨진다.

사춘기 조발 경향

학령기의 비만아에서는 골성숙이 진행해 골연령이 1~2년 촉진되는 예가 많다. 지방 조직에서 생성되는 에스트라디올이나 렙틴이 뼈에 직접 작용하는 것 등이 추측되지만, 기전이 불명하다. 여자에서는 유방 종대나 초경, 남자에서는 음모 출현 등 2차 성징의 출현이 비만아에서 앞당겨지는 경향이 있다.

2차성(증후성) 비만에 수반하는 신체적 이상

내분비성 비만

쿠싱 증후군이나 갑상선 기능 저하증에 따르는 비만에서는 성장 장애가 보여진다. 즉 연간 신장 증가율의 저하가 일어난다.

유전성 비만(선천 이상 증후군)

Bardet-Biedl 증후군에서는 망막 색소 변성, 다지증, 성기 발육 부전 등이 나타난다. Prader-

Willi 증후군에서는 특이 생김새(아몬드 모양의 눈, 생선 입 모양의 입)나 왜소 음경, 작은 손발 등이 보여진다.

시상하부성 비만

성선 자극 호르몬 분비 장애에 의한 성선 기능 저하가 나타난다.

약물에 의한 비만

부신피질 호르몬을 장기간 대량으로 내복했을 경우 쿠싱 증후군과 같은 성장 장애가 나타난다.

Q 흑색가시세포증은 한 번 생기면 사라지지 않습니까?

A 흑색가시세포증은 때처럼 보이지만 씻어도 지워지지 않습니다. 비만이 개선되어 인슐린 저항성이 개선되면, 차츰 엷어져 소실되는 예도 있습니다.

[참고문헌]

1) Stuart C.A., Gilkison C.R. et al.: Acanthosis nigricans as a risk factor for non-insulin dependent diabetes mellitus. Clin. Pediatr., **37**：73～80, 1998.
2) Ikezaki A., Miura N. et al. Clinical characteristics of obese Japanese children with acanthosis nigricans. Clin. Pediatr. Endocrinol., **10**：47～52, 2001.
3) 岩間彩香，伊藤けい子ほか：単純性肥満児における黒色表皮腫とインスリン抵抗性，アディポサイトカインとの関連．日児誌，**107**：893～897, 2003.
4) Burke J.P., Hazuda P.H. et al.: A quantitative scale of acanthosis nigricans. Diabetes Care, **22**：1655～1659, 1999.

16 비만에 따른 정신 · 심리적 문제점

Summary

- 비만인 소아는 정신적으로 불안정하거나 스트레스를 잘 처리하지 못하는 경우가 있다. '5. 섭식과 정신 · 심리적 요인' (p. 53~56)에서도 말한 것처럼, 정신적 문제점과 비만이 악순환하고 있는 경우가 적지 않다.
- 정신 · 심리적 스트레스가 비만을 악화시키고, 비만의 진행이 정신적 상황을 보다 괴롭게 인식하게 하고 있다. 비만의 치료와 정신적 치료 모두에서 이 악순환을 끊는 것을 기대할 수 있다.
- 정신 · 심리적 문제점이 잠재하고 있지 않은지에 주의해, 정신적인 치료를 실시하는 것은 소아 비만 치료에서 필수적이다. 소아과의 일반 외래에서부터 정신과 · 심리 요법까지, 정도의 차이는 있지만 비만의 진료에 있어서 본인의 정신 · 심리면에는 항상 유의해야 한다.
- 학교 생활은 소아의 사회 생활에서 극히 큰 위치를 차지하고 있는 중요한 부분이다. 등교 거부는 소아의 대표적인 정신 · 심리적 문제점이라고 할 수 있다. 정신적인 배경은 사람에 따라 상당한 차이를 보인다.
- 틱증, 심인성 기침 등은 비교적 자주 나타난다. 소화기계에서는 복통을 호소하는 일이 적지 않으며, 과민성 대장염을 동반하는 예도 있다.

정신 · 심리적 문제점은 악순환을 형성하기 쉽다는 것이 매우 중요하다. 정신적 혼란은 비만의 결과로서 발생하는 합병증이지만, 동시에 비만을 증강시키는 원인 인자가 될 수 있다는 것에 주목해, 정신면의 해석 · 개입을 실시해야 하는 것이다. 이하는 소아기 · 사춘기에 자주 나타나는 정신 · 심리적 문제점이다.

이 중에는 비만인 소아에게 나타나거나 문제가 되는 점도 적지 않다. 비만인 소아 중에는 정신적으로 불안정한 경우가 있기 때문이다. 알아두면 비만 소아를 진료 · 지원할 경우에 도움이 될 것이다.

등교 거부

소아에게 있어 가장 중심적인 생활 장소는 학교이며 정신적으로도 큰 위치를 차지한다. 여러 가지의 정신적인 문제점은 소아의 경우 자주 등교상의 문제점으로 나타난다. 비만뿐 아니라 여러 가지의 정신적인 요인도 발생되는 것을 염두에 두어야 하는 것이다. 등교가 정상적으로 이루어지지 않으면 불규칙한 식사, 운동량 저하 등의 면에서도 비만의 개선에 바람직하다고는 할 수 없다.

가족이나 학교의 문제점이 있다면, 그것을 조정할 필요가 있다. 부모님과의 관계에서는 분리불안(separation anxiety)이 현저한 경우도 있다.

자주 두통, 복통, 발열, 설사 등의 신체 증상을 수반하거나 호소하므로, 거기에 대해서도 심인성이라고 하여 안이하게 처리하지 말고 정신적 대응을 실시한다. 그러는 가운데 비만 소아의 진실한 마음을 듣는 경우도 있다. 비만에 동반해 발생하는 경우도 있지만, 비만을 개선하는 가운데 정신적 상황 또한 양호하게 되는 것을 기대할 수 있다.

틱증, 심인성 기침

틱증에는 운동성 틱으로 분류되는 안면(눈썹을 찡그린다), 경부(고개를 갸웃한다) 등의 증상이 많다. 가족에 대해서는, 버릇의 일종이라고 설명한다. 따라서, 주위에서 교정하려고 하여 주의를 주면 오히려 악화되는 경우가 많다.

비만인 소아에 있어서도 가끔 틱이나 심인성의 기침이 나타난다. 정신적으로 긴장이 높아지고 있는 증거이기도 하므로, 그 점에 유의하면서 대응할 필요가 있다. 일방적으로 본인에게 수정을 요구해서는 안 된다. 여기에는 가족의 이해가 필수이다.

야뇨증, 빈뇨, 유뇨증

10세 무렵까지는 야뇨증이 나타나는 것은 그다지 보기 드문 것은 아니다. 비만인 소아에게도 가끔 나타나지만, 기본적으로는 통상의 야뇨증과 동일하게 대응해도 좋다. 비만의 경우는 2형 당뇨병을 발병하는 경우도 있어, 요당이나 당대사에 대한 체크가 필요하다. 요붕증도 뇨량이 증가하는 질환이지만 드물게 나타난다.

빈뇨도 심인성으로 발생하지만, 요로 감염증이나 당뇨병 등 요량이 증가하는 질환이 없는지를 확인할 필요가 있다.

낮에 오줌을 싸는 것(주간유뇨증)은 대부분 배뇨계의 문제로 발생하지만, 심리적 상황에도 주의한다.

탈모증

동일 부위의 모발을 항상 손대어 뽑아버리는 질환이다. 보통은 머리의 일부분이지만, 머리 전체의 털이 없어지는 예도 있다. 거의 모두 정신적 요인으로 발병하고 있다. 다만 머리 부분의 피부 감염증이나 습진, 원형 탈모증 등이 그 기반으로 존재하는 예도 있다.

과도한 긴장이나 자신감 부족 등이 발모 행위를 조장하고 있는 경우도 있다. 가족이나 학교에서의 문제점을 해결하는 것이 발모 행위를 예방하는데 최종적으로는 도움이 되는 경우가 많다.

소화기계의 이상(심인성 구토, 과민성 대장 증후군)

소화기에 대한 호소도 비교적 많이 나타난다. 특히 복통은 자주 호소할 수 있다. 설사도 가끔 나타난다. 과민성 대장 증후군이란 기능적인 이상인데 정신적인 요인이 관련되어 있는 경우가 많다. 변의 상태는 설사 또는 변비의 양쪽 모두 있어, 대변을 보는 횟수가 변화하기 쉽고 변이 배설

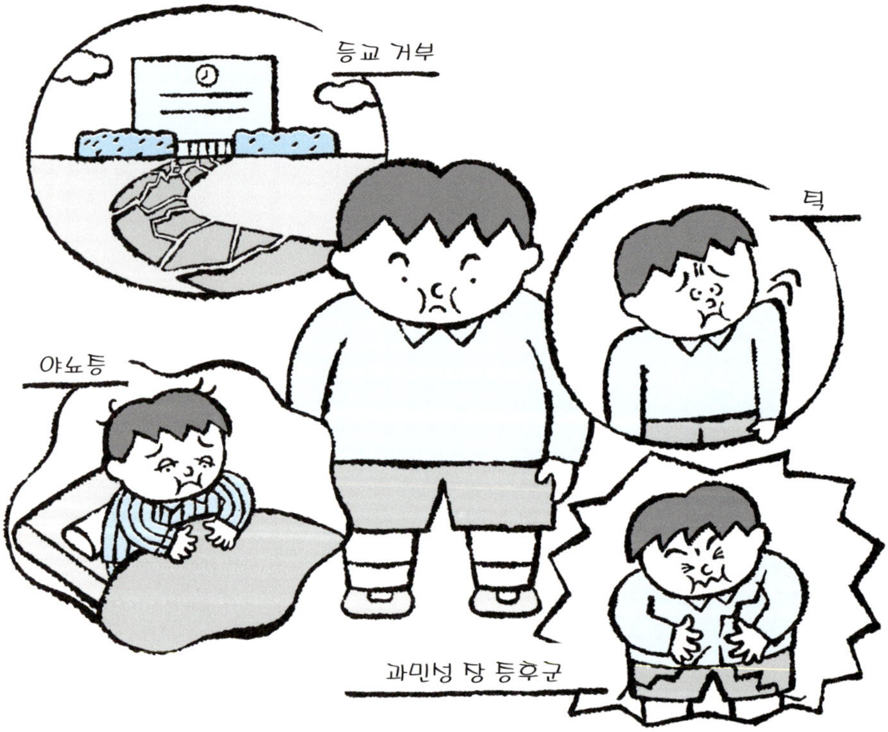

비만에 수반하는 정신적 · 심리적 문제

되면 증상은 개선되는 것이 특징이라고 할 수 있다.

본인과 가족에게 병상을 설명해 기질성이 아닌 것을 이야기하고 정신적 안정, 식사를 포함한 생활 습관의 검토 등을 실시한다.

Q 틱 등의 버릇에 좋은 대응 방법이 있습니까?

7세의 남아로 표준 체중보다 +35%의 비만이라고 들었습니다. 엄마인 저도 약간 비만 경향이 있지만, 이 정도는 아닙니다. 이전부터 눈을 깜박이는 버릇이 있어 틱일지도 모른다고 들은 적이 있습니다. 아이의 성격은 그다지 자신의 기분을 겉으로 드러내지 않기 때문에, 비만과 틱에 대해 조금 호되게 꾸짖은 후 눈 깜박임은 하지 않게 되었지만 이번에는 가끔 어깨를 움츠리는 동작을 반복하게 되었습니다. 좋은 대응 방법을 가르쳐 주세요.

A 비만인 아이에게도 가끔 틱이 나타납니다. 주의를 주거나 하면 더욱 더 심해지거나 다른 동작을 하게 됩니다. 꾸짖는 것은 유해무익하므로, 다른 일에 주의를 집중 하는 것도 좋을 것입니다. 비만인 아이에게 있어서는 적당한 운동도 좋은 수단입니다. 다만, 하고 싶지 않은 스포츠를 강제로 하면 더욱더 정신적으로 긴장해 또다시 막다른 상태에 몰릴 수 있습니다. 그 아이에게 맞는, 즐길 수 있는 운동을 찾아내 주세요.

17 섭식 이상증과 비만

Summary

- 신경성 식욕 부진증 및 신경성 과식증은 섭식 이상증으로 총칭된다. 그것과 함께 비만을 혐오 하거나 무서워하는 것 때문에, 비만의 진료에 있어서도 문제가 되는 경우가 있다.
- 섭식 이상증은 남자에 비해 여자에게 압도적으로 많이 발병한다. 연령적으로는 사춘기에 가장 많아, 젊은 여성의 병이라고 할 수 있다.
- 신경성 식욕 부진증은 현저한 체중 감소(표준 체중보다 15~20% 이상 감소)를 나타낸다. 식사량을 극단적으로 줄이거나 구토를 유발해 먹은 것을 토하거나 한다. 많은 경우에 무월경을 동반한다.
- 신경성 식욕 부진증에서는 비만의 지적이나 다이어트가 발생의 시기에 보여진다. 그렇지만 정신적 요인이 가장 중심적인 병인이며 본인의 성격, 부모, 형제, 양육력, 학교, 친구 관계 등에 동반하는 정신적 문제점이 중요하다고 생각된다.
- 신경성 과식증은 단시간에 다량의 음식을 먹는 행위(폭식)를 반복하는 것을 특징으로 한다. 그 후 식사 제한이나 과도한 운동을 하거나 구토하거나 하는 것으로, 체중 증가가 일어나지 않게 하고 있다.
- 최근 일본의 조사에서는 10대 후반부터 20대 초반 여성의 마른 경향이 지적되고 있다. 과체중이 있는 경우는 적절한 감량이 방침이 되지만, 표준 체중자나 마른 사람이 불필요한 다이어트를 과도하게 실시하면, 여러 가지 문제점을 나타내게 된다.

섭식 이상증과 비만의 관련

신경성 식욕 부진증과 신경성 과식증이 대표적인 섭식 이상증이다. 여기에 비만이 포함되는 경우도 있다. 신경성 식욕 부진증이나 신경성 과식증에 대해서는, 많은 경우에서 체중 증가나 비만에 대한 혐오 · 공포가 존재하고 있다. 따라서 비만의 지적 또는 치료를 계기로서 이러한 섭식 이상증이 발병하고 있는 경우가 많다. 이 때문에 비만의 치료가 섭식 이상증의 원인이라고 지적되는 경우가 있다.

그렇지만 신경성 식욕 부진증이나 신경성 과식증의 가장 중심적인 병인은 정신적인 것이라고 생각된다. 비만의 지적, 다이어트 등이 발생 시 최종적인 계기가 되기는 하지만, 근본에는 정신적인 요인이 존재한다. 다이어트만으로 섭식 이상증이 생기는 경우는 없다. 비만의 치료가 적절하게 이루어지는 것은, 본인에게 있어 충분히 메리트가 있는 것이다. 과체중이 없는 사람, 또는 오히려 저체중인 사람이 체중 감소를 목표로 하는 것은, 신체적으로 또 정신적인 측면에서도 결코 바람직하지 않다.

신경성 식욕 부진증이란

신경성 식욕 부진증은 거식증, 사춘기 야윔증이라고도 불려 현저한 체중 감소와 거기에 동반하는 여러 가지 신체의 이상을 나타내는 질환이다. 여중생, 여고생에게 가장 많이 나타나며 남자는 10% 정도로, 젊은 여자에게 압도적으로 많이 발생하는 질환이라고 할 수 있다.

표 III－9의 4항목에 해당하는 경우, 신경성 식욕 부진증이라고 생각해도 좋다. 표준 체중보다 15~20% 이상의 체중 감소를 나타낸다. 식사량을 극단적으로 줄이거나 스스로 구토를 유발하거나 하는 것으로 체중을 저하시킨다. 본 증에서 보이는 과도한 체중 감소나 식사의 이상은, 주위 사람에게도 비교적 쉽게 눈에 띄는 경우가 많다. 그렇지만 본인은 원칙적 비정상적인 체중 감소가 중대한 건강 장애를 가져오는 것을 인정하려고 하지 않는다. 의료 기관에서의 진찰은 양육자나 학교 관계자의 촉구로 이루어지는 경우가 대다수이다.

영양상태의 악화, 대사의 저하 등에 의해 손발이 차고, 맥박수의 감소, 변비 등이 나타난다. 월경의 정지(무월경)는 중요한 소견으로, 갑상선 호르몬 검사에서도 이상치가 나타난다.

발생은 종종 다이어트를 개시했던 시기와 일치한다. 그러나 다이어트를 실시하는 사람이 신경성 식욕 부진증이 되는 경우는 없고, 정신적인 요인이 존재하는 경우에 발병한다고 생각해야 할 것이다. 여기에는 완벽주의적인 성격, 엄격하거나 강압적인 부모, 충분한 양육을 받지 못했던 유아기, 형제간의 갈등, 학교 등에서의 인간관계, 사회적 적응의 미숙함 등 여러 가지 요인이 복합적으로 작용하고 있다. 따라서 이러한 요인이 존재한다면, 다이어트 등의 계기를 회피함으로써, 신경성 식욕 부진증이 발생할 위험이 있다. 반대로 이러한 위험 인자가 없는 경우에는, 다이어트에 의해서 섭식 이상증은 발생하기 어렵다.

치료에 즈음해서는, 정신 · 심리적 접근이 우선 중심이 된다. 단순한 영양학적 지도는 많은 경우에 효과가 없거나 오히려 악화 요인이 될 수도 있다.

표 III-9 신경성 식욕 부진증의 진단 기준

1. 체중 감소(표준 체중보다 15~20% 이상 감소)
2. 체중 증가를 우려함
3. 체중 · 체형의 인식 혼란
4. 무월경

※ 식사량을 극단적으로 줄이거나 스스로 구토하여 체중을 줄인다.

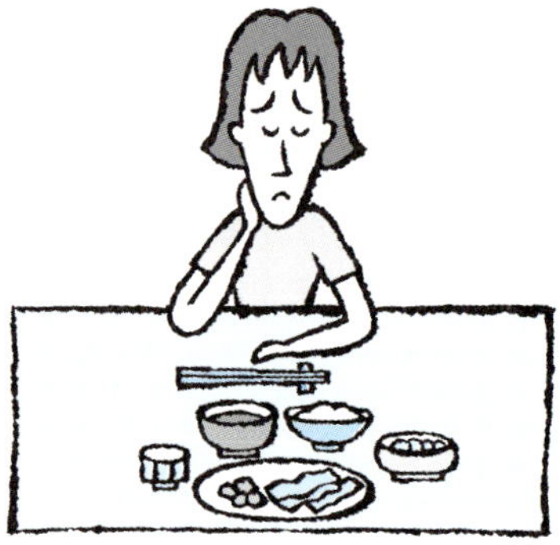

표 III-10 신경성 과식증의 진단 기준

1. 과식(폭식, binge-eating)
   -대량의 음식, 약 2시간 이내
   -스스로 억제할 수 없음
2. 체중을 증가시키지 않기 위한 보상 행위
   -스스로 구토하기
   설사약 · 이뇨제 · 관장 등의 남용
   과도한 운동, 기아
3. 주 2회 이상, 3개월 이상
4. 체형 · 체중에 구애됨
5. 신경성 식욕 부진증의 경과 중은 아니다

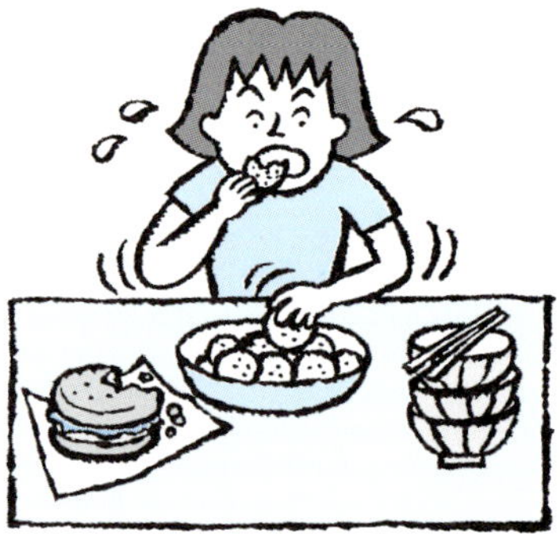

신경성 과식증이란(표 III-10)

섭식 이상증의 또 하나의 대표적인 질환이 신경성 과식증이다. 앞에서 본 신경성 식욕 부진증은 과거부터 존재하던 질환이라고 생각되지만, 신경성 과식증은 1970년대에 처음 기재된, 현대적인 질환이라고도 할 수 있다. 최근에는 신경성 식욕 부진증보다 빈도가 높다고 생각되는 경우도 있다.

본 증세의 특징은 폭발적인 과식(폭식, binge-eating)에도 불구하고 체중이 증가하지 않는 것이다. 폭식은 적어도 주 2회 이상 있고, 스스로 억제하려고 해도 멈출 수가 없다. 이와 같이 단시간에 대량의 음식을 섭취해도 체중은 증가하지 않는다. 그 이유는 폭식 후에 당분간은 식사를 하지 않거나 스스로 음식을 토하거나(자기 구토) 하기 때문이다.

신경성 과식증의 발생 연령은 신경성 식욕 부진증보다 약간 높으며, 신경성 식욕 부진증에서 이행해 온 사람도 있다. 정신적인 배경은 유사하고, 비만이나 체형에 대한 사고방식도 공통되는 부분이 많다. 본 증을 가지는 사람은 스스로 그 과식 등으로 고민하고 있지만, 체형적으로는 신경성 식욕 부진증에 있어서의 극단적으로 야윈 것 같은 외관적인 특색이 부족하고, 주위 사람에게는 눈에 띄지 않는 경우도 적지 않다.

젊은 여성의 저체중에 대해

최근에는 젊은 여성에서 저체중의 경향이 눈에 띄는 것이 지적되고 있다. 10대 후반부터 20대 전반 여성의 체중 지표(BMI, 과체중도)의 평균치는 저하하고 있다. 이 중에서 가볍거나 마른 체형(asthenic type)은 개입의 대상에서 제외되지만, 10명당 1명 정도는 치료나 주의가 필요할 정도로 현저하게 마른 여성이 있는 것으로 추산된다.

이러한 모든 것을 신경성 식욕 부진증과 같이 취급하는 것은 약간 과잉 대응이지만, 그중에는 그러한 예도 포함된다는 것을 염두에 두어야 할 것이다. 그 이외에서는 영양학적인 계몽 · 지도도 필요하다.

야윔증과 비만의 치료

이러한 섭식 이상이나 야윔증을 나타내는 병태는, 직접적으로 비만의 치료가 원인이 되는 것은 아니다. 그렇지만 야윔증과 관련이 있는 것으로 오해함으로써 그에 따른 과잉 불안이 비만의 치료에 개입하여 장애가 될 위험성도 있다. 즉 비만의 치료가 야윔증을 가져온다는 염려이다. 특히 비만증의 개념에 포함되는 학령기 · 사춘기의 비만에는, 적절한 대응이 필요하다. 비만의 범위에 포함되지 않는 표준 체중, 그리고 그 이하의 야윔증의 경우에는 다이어트를 필요로 하지 않는다는 것은 말할 필요도 없다.

IV

소아 비만의 예방

18 소아 비만을 어떻게 예방할 것인가

Summary

- 비만을 예방하는 목적은 비만에 기인하는 건강 장애를 예방하는 것이다. 건강 장애와 깊은 관계가 있는 비만은 내장 지방형 비만이라는 것이 밝혀졌으므로, 이 내장 지방형 비만을 예방하는 것이 목적이다.
- 예방에는 1차, 2차, 3차가 있는데 1차 예방은 처음부터 비만하지 않게 하는 것이 목적이며, 2차 예방은 비만인 사람을 적정한 체중으로 되돌리는 것이 목적이며, 3차 예방은 비만에 의한 건강 장애, 바꿔 말하면 비만증을 치료하는 것이 목적이다.
- 주로 유아가 대상이 되는 1차 예방을 너무 강조하는 것은, 보호자를 무관심파와 신경질파로 양극화하는 문제를 낳으므로, 이들 비만 전 단계군에 대해서는 그 후의 경과를 추적할 수 있는 체제 만들기가 선결 문제이다.
- 학령기 이후는 2차 예방이 중요하지만, 단지 비만인 것을 문제 삼는 것이 아니라 정확하게 내장 지방형 비만을 선별할 필요가 있다. 그렇지 않으면 중학생을 포함한 젊은 여성을 중심으로 한 '마른체형 지향'과 '불필요한 다이어트'에 제동이 걸리지 않게 된다.
- 내장 지방형 비만을 조기에 정확하게 예견하는 것은 어렵기 때문에, 비만의 정도, 내장 지방형 비만의 가족력, 배꼽 높이에서의 복부 둘레 등을 기준으로 경과를 보면서, 일상생활의 지도 · 지원과 함께, 1년에 1~2회의 검사를 실시하는 체제 만들기가 필요하다. 그리고 보호자와 본인이 낙오되지 않는 체제를 정돈할 수가 있으면, 적어도 3차 예방은 성공한다고 말할 수 있다.

비만 예방의 목적

비만이 건강 장애로 연결된다는 점에서 보면, 비만은 질환의 하나라고 생각하지 않으면 안 된다(표 IV−1). 질환으로서의 비만을 예방하려면 1차, 2차, 3차 예방이 있다. 1차 예방이란 처음부터 비만 하지 않게 하는 것이 목적이며, 2차 예방은 비만인 사람을 적정한 체중으로 되돌리는 것이 목적이며, 3차 예방은 비만에 의한 건강 장애, 바꾸어 말하면 비만증[1]을 치료하는 것이 목적이다. 거기서 최초로 소아 비만은 무엇을 목적으로 예방하는지를 검토해 둔다.

비만이란 체지방이 비정상으로 많이 축적한 상태라고 말해지고 있지만, 체지방은 본질적으로는 저장 에너지이며 사람이 살아가기 위해서 꼭 필요한 것이다. 따라서 비만 그 자체를 예방하는 것이 아니라, 비만이 건강 장애로 연결되는 것을 예방하는 것이 비만 예방의 본래 목적이 된다. 이것을 염두에 두어 각각의 발육기별로 비만을 예방하는 목적을 생각하는 것이 좋다.

표 IV-1 비만에 기인하는 주된 건강 장애

비만에 기인하는 주된 건강 장애
고혈압
고지혈증
지방간
당뇨병의 유발
심폐기능의 저하
운동 능력 저하, 비만저환기 증후군
흑색가시세포증
대퇴골두 미끄럼증
정서 장애(자신감의 저하)

영아기

Court & Dunlop는 2세 이전에 발생한 비만은 고칠 수도 없고, 고칠 필요도 없는 비만이라고 했다. 이것에 대해 당시 캘리포니아 대학의 유명한 비만 연구자인 Bray 교수가 이 비만을 양성 소아 비만(benign childhood obesity)이라 하고, 2세 이후에 발병하는 소아 비만을 악성 소아 비만(malignant childhood obesity)이라 하였다.[2] 이 생각에 근거해 취학 연령기 비만을 대상으로 검토한 결과[3]를 보면, 현재에도 이것은 옳다고 생각된다.

적어도 영아기의 단순성 비만은 예방의 대상으로 하지 않아 좋다고 말할 수 있다. 확실히 생후 3~4개월에 체중이 10kg이나 되는 영아가 있지만, 전문의와 상담해 이것이 증후성 비만(질환이 원인인 비만)이 아닌 것을 확인할 수 있으면 경과를 관찰해도 좋다. 6~12개월 사이에 체중의 증가가 정상화하는 것이 보통이다. 그 사이도 체중의 성장 곡선 기준선을 웃돌아 체중이 비정상으로 증가하는 것 같으면, 비만에 관계하는 유전자 이상 등을 생각해 다시 전문의와 상담해야 할 것이다.

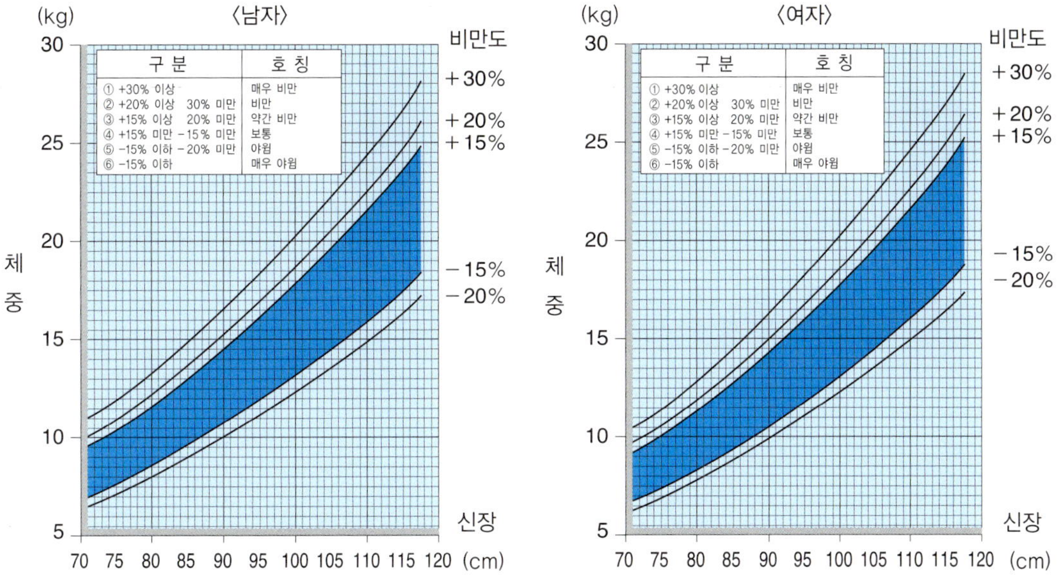

그림 Ⅳ-1 유아의 신장 체중 곡선(일본 후생노동성 : 모자건강 수첩)

유아기

일본에서는 모든 유아가 정기적으로 계측된 신장과 체중의 기록을 가지고 있다. 이 기록을 이용해, 모자 건강 수첩에 실려 있는 유아의 신장 체중 곡선(그림 Ⅳ-1) 위에 개개 유아의 신장 체중 곡선을 그리면, 경과를 관찰할 수가 있다. 해당하는 유아의 신장 체중 곡선이 그림 속의 기준선에 대해서 올라가는(비만 전 단계) 경향이 있으면, 장래 비만하지 않도록 주의할 필요가 있다. 단적으로 말하면 비만의 1차 예방이다.

그러나 이 1차 예방을 너무 강조하면, 보호자의 아이에 대한 대응이 양극화하는 문제가 생길 수 있다. 즉 보호자는 아이가 비만하는 것에 대해 무관심파와 신경질파로 나뉘어 진다. 이것은 아이에게 있어 불행한 일이므로 우선 소아과 의사, 보육 관계자 등이 보호자와 하나가 되어 그 후의 아이의 체중 등을 체크하는 것과 동시에, 일상생활의 지원을 실시할 수 있는 체제를 정돈하는 것이 선결 문제이다. 이것이 결과적으로, 비만의 1차 예방으로 연결되기를 기대하는 것이다.

그리고 5세를 지나면 2차 예방이 목적이 된다.

학령기 이후

비만에는 피하 지방형과 내장 지방형이 있으며, 후자는 건강 장애로 연결되는 비만인 것이 밝혀져 왔다. 정확하게 말하면, 학령기 비만에 관한 2차 예방의 목적은 내장 지방형 비만을 예방하는 것이다. 이것을 인식하는 것이 중요하며, 그렇지 않으면 중학생을 포함한 젊은 여성을 중심으로 한 '마른 체형 지향'과 '불필요한 다이어트'에 제동이 걸리지 않아, 이러한 풍조에 기인하는 젊은 세대의 건강 장애를 예방할 수가 없다.

게다가 이 시기가 되면 3차 예방, 즉 비만증을 예방하는 일도 중요한 목적이 된다.

비만 예방 대책

1차 예방 대책

모든 비만을 예방하는 것이 아니라 건강 장애로 연결되는 비만, 즉 내장 지방형 비만을 예방하는 것이 목적이라고 하면, 너무나 1차 예방을 강조하는 것이 되어 폐해를 일으킨다는 것에 대해서는 이미 말했다. 사회 전체가 비만 전 단계의 지원 체제를 정돈하는 것, 특히 매스컴 등이 소아 비만에 대해 올바른 인식을 갖게 하는 활동을 하는 것이 필요하다. 이러한 활동이 결과적으로 비만의 1차 예방이 되기를 기대하는 것이다.

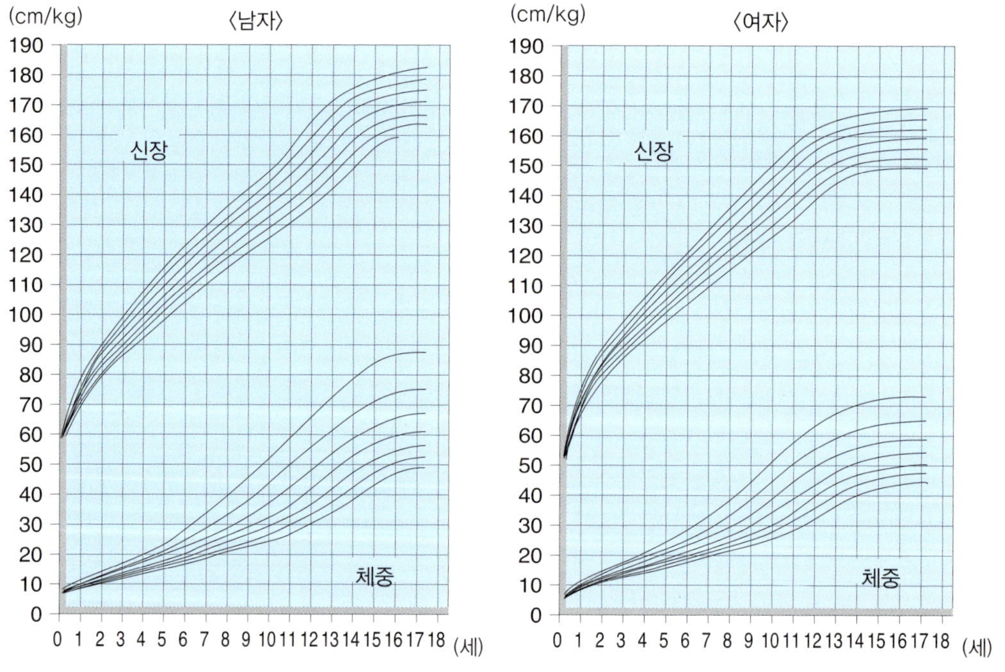

그림 IV-2 신장과 체중의 성장 곡선 기준선

2차 예방 대책

1. 보호자나 본인의 비만에 대한 인식

비만에 대한 인식이 2차 예방의 출발점이다. 유아기에 대해서는 이미 설명한 유아의 신장 체중 곡선(그림 IV-1), 학령기에 접어들면 신장과 체중의 성장 곡선(그림 IV-2, 성장 곡선 그리는 방법에 대해서는 p. 24~25 참조)을 그려, 그 변화를 보호자나 본인에게 설명하는 것이 비만에 대한 인식을 높이기 위해서 가장 유효하다.

2. 피하 지방형 비만과 내장 지방형 비만의 구별

2차 예방의 단계에서, 피하 지방형 비만과 내장 지방형 비만을 정확하게 구별하는 것은 어렵다. 기준으로서는 ① 고도 비만, ② 비만에 따르는 건강 장애(표 IV-1)에 관한 가족력이 양성인 것, ③ 배꼽 높이에서 계측한 복부 둘레가 차츰 커지는 경우나, 특히 18세 미만에서 80cm 이상이 되는 경우 등은 내장 지방형 비만[1)]을 생각해 체중 감소를 도모하는 것과 동시에, 1년에 1~2회는 비만에 기인하는 건강 장애의 유무를 검사해, 비만증을 조기에 발견할 필요가 있다.

3차 예방 대책

3차 예방은 비만증[1)]을 치료하는 것이다. 이것에 대해서는 제 3장을 참조하기 바란다.

소아의 생활 장면에서 본 예방 대책

가정에서의 대응

비만증[1)]이 되기 쉬운 체질이 있는 것은 사실이다. 가족(부모, 조부모, 때로는 형제자매)에게 비만에 따른 건강 장애(표 IV-1)가 있는 경우, 가족이 모두 식사나 운동에 신경을 써야 한다. 그리고 아이가 외견상 비만해졌다고 생각한 단계에서는 소아과 의사 등 전문가와 상담하는 것이 좋다.

유치원, 학교에서의 대응

정기적으로 계측되고 있는 신장이나 체중의 기록은, 반드시 성장 곡선(그림 IV-1, 2 참조)으로써 평가하는 습관을 들이지 않으면 안 된다. 신장과 체중의 성장 곡선을 검토해, 비만하기 시작한 초기에 파악해('2. 소아 비만이 왜 문제인가' p. 20~25 참조) 그 의미를 보호자에게 설명하고, 소아과 의사 등 전문가와 잘 상담하고 나서, 향후의 대응을 결정하면 좋을 것이다.

의료 기관에서의 대응

경과 관찰이 필요한 비만은, 장래 비만증에 걸릴 가능성이 높다는 것을 보호자나 본인에게 잘 설명해, 3~4개월에 한 번은 비만의 경과를 관찰할 수 있는 체제를 만드는 것이 중요하다. 이때 너무 체중을 감소시키는 것에 중점을 두면 낙오될 가능성이 높아지므로, 체중의 성장곡선이 비정상으로 상향인 것을 보여주면서, 시간을 들여 소아 비만에 대해 보호자와 서로 이야기하는 것이 중요하다. 그리고 이 체제로부터 보호자와 본인이 낙오되지만 않으면, 적어도 비만 예방의 최종 목적인 3차 예방(비만증 대책)은 성공한다고 생각하고 있다.

Q 비만을 예방하기 위해서는 일상생활에서 어떠한 일을 조심하면 좋을까요?

A 비만을 예방하는 일상생활에는 특별한 것은 없습니다.

우선 여러 번 씹어 먹는 습관을 들이는 것입니다. 잘 씹어 먹으면 음식의 맛이 깊어짐과 동시에 음식물이 작은 알갱이가 되어, 소화와 흡수가 빨라집니다. 그러면 포만감을 빨리 느끼게 되므로, 전체적으로 먹는 양이 적어지게 됩니다.

다음으로, 녹황색 야채를 가능한 한 많이 먹습니다. 야채를 많이 먹는 것으로 에너지 섭취량이 적은 것에 비해 포만감을 얻을 수 있고, 건강에 있어 중요한 섬유질도 충분히 섭취할 수가 있습니다. 육류는 지방이 많은 부위를 피하고 어류를 충분히 먹도록 합니다. 두부나 낫토 등도 식사에 곁들여 주세요.

집 밖에서 노는 것도 좋지만, 특히 집 안에 있을 때도 부지런하게 몸을 움직이는 습관을 들입시다. 예를 들어, 부모님이 말씀하시는 것은 '잠깐만'이라고 하지 말고 바로 합니다. 이렇게 하는 것으로 뜻하지 않게 하루에 몸을 움직이는 시간이 증가합니다. 이것은 소비하는 에너지가 증가하게 된다는 것입니다.

입욕 전에 알몸이 되었을 때는 매회 체중을 재고 그것을 기록해 주세요. 이렇게 하는 것으로, 자신의 체중 변화에 대해 의식할 수 있습니다. 이러한 의식이 형성되면 체중을 조절하려는 마음이 강해집니다.

이들 4개의 일상생활 습관은 가족 모두가 지켜도 좋은 것입니다. 처음부터 너무 욕심을 부려 여러 가지를 하려고 해도 지속되지 않습니다. 이 4개의 생활 습관을 몸에 익혀 비만하지 않도록 조심해 주세요.

[참고문헌]

1 朝山光太郎，村田光範，大関武彦ほか：小児肥満症の判定基準—小児適正体格検討委員会よりの提言．肥満研究，**8**:204 ～ 211,2002.

2 Bray G.A.:Experimental and clinical forms of obesity, in The Obese Patient. Major Problems in Internal Medicine Vol.IX, W.B.Saunders Co., 1976,p.197.

3 渡辺雅子，清水寛子，山崎公恵，村田光範，稲葉美佐子：身長と体重の成長曲線のパターンによる肥満児（11 歳,14 歳）の分類．小児保健研究，**45**:373 ～ 377，1986.

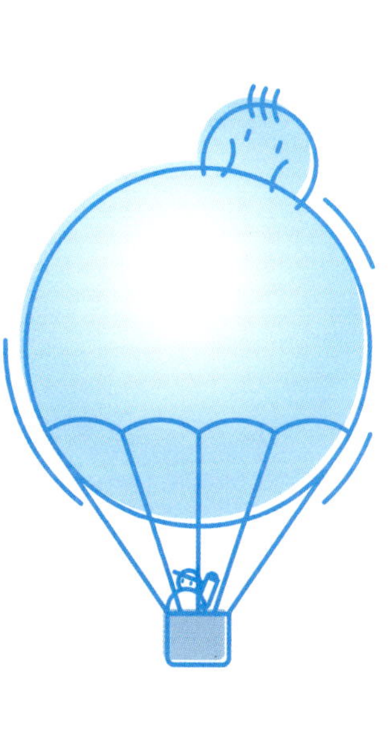

부표

부표 1-A 남녀별 · 연령별 · 신장별 표준 체중(kg) 〈남자〉

	5세	6세	7세	8세	9세	10세	11세	12세	13세	14세	15세	16세	17세
계수 a	0.386	0.461	0.513	0.592	0.687	0.752	0.782	0.783	0.815	0.832	0.766	0.656	0.672
계수 b	-23.699	-32.382	-38.878	-48.804	-61.390	-70.461	-75.106	-75.642	-81.348	-83.695	-70.989	-51.822	-53.642
신장(cm)	표준 체중	표준 체중	표준 체중	표준 체중	표준 체중	표준 체중	표준 체중	표준 체중	표준 체중	표준 체중	표준 체중	표준 체중	표준 체중
95	13.0												
96	13.4												
97	13.7												
98	14.1												
99	14.5												
100	14.9												
101	15.3	14.2											
102	15.7	14.6											
103	16.1	15.1											
104	16.4	15.6											
105	16.8	16.0											
106	17.2	16.5											
107	17.6	16.9	16.0										
108	18.0	17.4	16.5										
109	18.4	17.9	17.0										
110	18.8	18.3	17.6										
111	19.1	18.8	18.1										
112	19.5	19.3	18.6	17.5									
113	19.9	19.7	19.1	18.1									
114	20.3	20.2	19.6	18.7									
115	20.7	20.6	20.1	19.3									
116	21.1	21.1	20.6	19.9	18.3								
117	21.5	21.6	21.1	20.5	19.0								
118	21.8	22.0	21.7	21.1	19.7								
119	22.2	22.5	22.2	21.6	20.4								
120	22.6	22.9	22.7	22.2	21.1								
121	23.0	23.4	23.2	22.8	21.7	20.5							
122	23.4	23.9	23.7	23.4	22.4	21.3							
123	23.8	24.3	24.2	24.0	23.1	22.0							
124	24.2	24.8	24.7	24.6	23.8	22.8	21.9						
125	24.6	25.2	25.2	25.2	24.5	23.5	22.6						
126		25.7	25.8	25.8	25.2	24.3	23.4						
127		26.2	26.3	26.4	25.9	25.0	24.2						
128		26.6	26.8	27.0	26.5	25.8	25.0						
129		27.1	27.3	27.6	27.2	26.5	25.8	25.4					
130		27.5	27.8	28.2	27.9	27.3	26.6	26.1					
131		28.0	28.3	28.7	28.6	28.1	27.3	26.9					
132			28.8	29.3	29.3	28.8	28.1	27.7					
133			29.4	29.9	30.0	29.6	28.9	28.5					
134			29.9	30.5	30.7	30.3	29.7	29.3					
135			30.4	31.1	31.4	31.1	30.5	30.1					
136			30.9	31.7	32.0	31.8	31.2	30.8					
137			31.4	32.3	32.7	32.6	32.0	31.6	30.3				
138			31.9	32.9	33.4	33.3	32.8	32.4	31.1				
139				33.5	34.1	34.1	33.6	33.2	31.9				
140				34.1	34.8	34.8	34.4	34.0	32.8				
141				34.7	35.5	35.6	35.2	34.8	33.6				

부표 1-A (계속)

	5세	6세	7세	8세	9세	10세	11세	12세	13세	14세	15세	16세	17세
계수 a	0.386	0.461	0.513	0.592	0.687	0.752	0.782	0.783	0.815	832	0.766	0.656	0.672
계수 b	-23.699	-32.382	-38.878	-48.804	-61.390	-70.461	-75.106	-75.642	-81.348	-83.695	-70.989	-51.822	-53.642
신장(cm)	표준 체중	표준 체중	표준 체중	표준 체중	표준 체중	표준 체중	표준 체중	표준 체중	표준 체중	표준 체중	표준 체중	표준 체중	표준 체중
142				35.3	36.2	36.3	35.9	35.5	34.4				
143				35.9	36.9	37.1	36.7	36.3	35.2				
144				36.4	37.5	37.8	37.5	37.1	36.0				
145					38.2	38.6	38.3	37.9	36.8				
146					38.9	39.3	39.1	38.7	37.6				
147					39.6	40.1	39.8	39.5	38.5	38.6			
148					40.3	40.8	40.6	40.2	39.3	39.4			
149					41.0	41.6	41.4	41.0	40.1	40.3			
150					41.7	42.3	42.2	41.8	40.9	41.1			
151					42.3	43.1	43.0	42.6	41.7	41.9	44.7		
152						43.8	43.8	43.4	42.5	42.8	45.4		
153						44.6	44.5	44.2	43.3	43.6	46.2	48.5	49.2
154						45.3	45.3	44.9	44.2	44.4	47.0	49.2	49.8
155						46.1	46.1	45.7	45.0	45.3	47.7	49.9	50.5
156						46.9	46.9	46.5	45.8	46.1	48.5	50.5	51.2
157						47.6	47.7	47.3	46.6	46.9	49.3	51.2	51.9
158							48.5	48.1	47.4	47.8	50.0	51.8	52.5
159							49.2	48.9	48.2	48.6	50.8	52.5	53.2
160							50.0	49.6	49.1	49.4	51.6	53.1	53.9
161							50.8	50.4	49.9	50.3	52.3	53.8	54.6
162							51.6	51.2	50.7	51.1	53.1	54.5	55.2
163							52.4	52.0	51.5	51.9	53.9	55.1	55.9
164							53.1	52.8	52.3	52.8	54.6	55.8	56.6
165							53.9	53.6	53.1	53.6	55.4	56.4	57.2
166							54.7	54.3	53.9	54.4	56.2	57.1	57.9
167							55.5	55.1	54.8	55.2	56.9	57.7	58.6
168								55.9	55.6	56.1	57.7	58.4	59.3
169								56.7	56.4	56.9	58.5	59.0	59.9
170								57.5	57.2	57.7	59.2	59.7	60.6
171								58.3	58.0	58.6	60.0	60.4	61.3
172								59.0	58.8	59.4	60.8	61.0	61.9
173								59.8	59.6	60.2	61.5	61.7	62.6
174								60.6	60.5	61.1	62.3	62.3	63.3
175								61.4	61.3	61.9	63.1	63.0	64.0
176								62.2	62.1	62.7	63.8	63.6	64.6
177								62.9	62.9	63.6	64.6	64.3	65.3
178									63.7	64.4	65.4	64.9	66.0
179									64.5	65.2	66.1	65.6	66.6
180									65.4	66.1	66.9	66.3	67.3
181									66.2	66.9	67.7	66.9	68.0
182									67.0	67.7	68.4	67.6	68.7
183									67.8	68.6	69.2	68.2	69.3
184										69.4	70.0	68.9	70.0
185										70.2	70.7	69.5	70.7
186										71.1	71.5	70.2	71.4
187												70.9	72.0
188												71.5	72.7

(山崎公惠, 松岡尙史, 川野邊重之, 藤田幸子, 村田光範 : 1990년판 성별 연령별 체중의 검토. 일본 소아과 학회지, 98 : 96, 1994.)

부표 1-B 남녀별 · 연령별 · 신장별 표준 체중(kg) 〈여자〉

	5세	6세	7세	8세	9세	10세	11세	12세	13세	14세	15세	16세	17세
계수 a	0.377	0.458	0.508	0.561	0.652	0.73	0.803	0.796	0.655	0.594	0.56	0.578	0.598
계수 b	-22.750	-32.079	-38.367	-45.006	-56.992	-68.091	-78.846	-76.934	-54.234	-43.264	-37.002	-39.057	-42.339
신장(cm)	표준 체중	표준 체중	표준 체중	표준 체중	표준 체중	표준 체중	표준 체중	표준 체중	표준 체중	표준 체중	표준 체중	표준 체중	표준 체중
95	13.1												
96	13.4												
97	13.8												
98	14.2												
99	14.6												
100	15.0												
101	15.3	14.2											
102	15.7	14.6											
103	16.1	15.1											
104	16.5	15.6											
105	16.8	16.0											
106	17.2	16.5	15.5										
107	17.6	16.9	16.0										
108	18.0	17.4	16.5										
109	18.3	17.8	17.0										
110	18.7	18.3	17.5										
111	19.1	18.8	18.0	19.1									
112	19.5	19.2	18.5	19.5									
113	19.9	19.7	19.0	19.9									
114	20.2	20.1	19.5	20.2									
115	20.6	20.6	20.1	20.6	18.0								
116	21.0	21.0	20.6	21.0	18.6								
117	21.4	21.5	21.1	21.4	19.3								
118	21.7	22.0	21.6	21.7	19.9								
119	22.1	22.4	22.1	22.1	20.6								
120	22.5	22.9	22.6	22.5	21.2	19.5							
121	22.9	23.3	23.1	22.9	21.9	20.2							
122	23.2	23.8	23.6	23.2	22.6	21.0							
123	23.6	24.3	24.1	23.6	23.2	21.7							
124	24.0	24.7	24.6	24.0	23.9	22.4							
125		25.2	25.1	24.4	24.5	23.2							
126		25.6	25.6	24.8	25.2	23.9							
127		26.1	26.1	25.1	25.8	24.6	23.1						
128		26.5	26.7	25.5	26.5	25.3	23.9						
129		27.0	27.2	25.9	27.1	26.1	24.7						
130		27.5	27.7	26.3	27.8	26.8	25.5						
131			28.2	26.6	28.4	27.5	26.3						
132			28.7	27.0	29.1	28.3	27.2						
133			29.2	27.4	29.7	29.0	28.0						
134			29.7	27.8	30.4	29.7	28.8						
135			30.2	28.1	31.0	30.5	29.6	30.5					
136			30.7	28.5	31.7	31.2	30.4	31.3					
137			31.2	28.9	32.3	31.9	31.2	32.1					
138			31.7	29.3	33.0	32.6	32.0	32.9					
139				29.7	33.6	33.4	32.8	33.7	36.8				
140				30.0	34.3	34.1	33.6	34.5	37.5				
141				30.4	34.9	34.8	34.4	35.3	38.1	40.5	42.0		

부표 1-B (계속)

	5세	6세	7세	8세	9세	10세	11세	12세	13세	14세	15세	16세	17세
계수 a	0.377	0.458	0.508	0.561	0.652	0.73	0.803	0.796	0.655	0.594	0.56	0.578	0.598
계수 b	-22.750	-32.079	-38.367	-45.006	-56.992	-68.091	-78.846	-76.934	-54.234	-43.264	-37.002	-39.057	-42.339
신장(cm)	표준체중	표준체중	표준체중	표준체중	표준체중	표준체중	표준체중	표준체중	표준체중	표준체중	표준체중	표준체중	표준체중
142				30.8	35.6	35.6	35.2	36.1	38.8	41.1	42.5	43.0	42.6
143				31.2	36.2	36.3	36.0	36.9	39.4	41.7	43.1	43.6	43.2
144					36.9	37.0	36.8	37.7	40.1	42.3	43.6	44.2	43.8
145					37.5	37.8	37.6	38.5	40.7	42.9	44.2	44.8	44.4
146					38.2	38.5	38.4	39.3	41.4	43.5	44.8	45.3	45.0
147					38.9	39.2	39.2	40.1	42.1	44.1	45.3	45.9	45.6
148					39.5	39.9	40.0	40.9	42.7	44.6	45.9	46.5	46.2
149					40.2	40.7	40.8	41.7	43.4	45.2	46.4	47.1	46.8
150					40.8	41.4	41.6	42.5	44.0	45.8	47.0	47.6	47.4
151					41.5	42.1	42.4	43.3	44.7	46.4	47.6	48.2	48.0
152					42.1	42.9	43.2	44.1	45.3	47.0	48.1	48.8	48.6
153						43.6	44.0	44.9	46.0	47.6	48.7	49.4	49.2
154						44.3	44.8	45.7	46.6	48.2	49.2	50.0	49.8
155						45.1	45.6	46.4	47.3	48.8	49.8	50.5	50.4
156						45.8	46.4	47.2	47.9	49.4	50.4	51.1	50.9
157						46.5	47.2	48.0	48.6	50.0	50.9	51.7	51.5
158						47.2	48.0	48.8	49.3	50.6	51.5	52.3	52.1
159						48.0	48.8	49.6	49.9	51.2	52.0	52.8	52.7
160						48.7	49.6	50.4	50.6	51.8	52.6	53.4	53.3
161						49.4	50.4	51.2	51.2	52.4	53.2	54.0	53.9
162							51.2	52.0	51.9	53.0	53.7	54.6	54.5
163							52.0	52.8	52.5	53.6	54.3	55.2	55.1
164							52.8	53.6	53.2	54.2	54.8	55.7	55.7
165							53.6	54.4	53.8	54.7	55.4	56.3	56.3
166							54.5	55.2	54.5	55.3	56.0	56.9	56.9
167							55.3	56.0	55.2	55.9	56.5	57.5	57.5
168								56.8	55.8	56.5	57.1	58.0	58.1
169								57.6	56.5	57.1	57.6	58.6	58.7
170								58.4	57.1	57.7	58.2	59.2	59.3
171									57.8	58.3	58.8	59.8	59.9
172										58.9	59.3	60.4	60.5
173										59.5	59.9	60.9	61.1
174													61.7

(山崎公恵, 松岡尚史, 川野邊重之, 藤田幸子, 村田光範 : 1990년판 성별 연령별 체중의 검토. 일본 소아과 학회지, 98 : 96, 1994.)

부표 2-A 남녀별 · 연령별 · 신장별 에너지 소요량(kcal/일) 〈남자〉

신장 (cm)	연령(세)															
	1	2	3~4	5	6	7	8	9	10	11	12	13	14	15	16	17
66	626															
68	665															
70	707	774	695													
72	750	806	724													
74	796	840	755													
76	844	875	786													
78	895	912	819													
80	948	950	854													
82	1003	990	889													
84	1061	1031	926													
86	1121	1074	965													
88	1183	1118	1004													
90	1248	1164	1046													
92	1315	1211	1088													
94	1385	1260	1132	1138												
96		1310	1177	1161												
98		1362	1224	1191												
100		1415	1271	1228	1050											
102		1470	1321	1273	1070											
104		1526	1371	1324	1096	1131										
106		1584	1423	1383	1130	1148										
108		1644	1477	1450	1170	1173	1241									
110		1704	1531	1523	1217	1206	1261									
112		1767	1587	1604	1271	1247	1290									
114		1831	1645	1692	1332	1296	1326	1194								
116		1896	1703	1787	1399	1353	1371	1209								
118		1963	1763	1889	1473	1418	1424	1233								
120				1999	1554	1492	1485	1265	1272							
122				2116	1642	1573	1554	1306	1317	1263						
124				2240	1737	1662	1631	1356	1369	1332						
126				2371	1838	1759	1717	1414	1426	1403	1287					
128				2510	1947	1865	1810	1481	1489	1476	1320					
130					2062	1978	1912	1557	1559	1552	1358					
132					2184	2099	2021	1641	1634	1629	1399	1294				
134					2312	2229	2139	1734	1715	1709	1445	1367				
136						2366	2265	1836	1802	1791	1494	1440				
138						2512	2399	1946	1896	1876	1547	1513				
140						2665	2542	2065	1995	1962	1604	1586	1599			
142						2827	2692	2192	2100	2051	1665	1660	1669			
144							2851	2329	2212	2142	1730	1734	1740			
146							3017	2474	2329	2235	1799	1809	1812			
148							3192	2627	2452	2331	1872	1883	1884	1781		
150								2790	2582	2428	1949	1958	1957	1838		
152								2961	2717	2528	2029	2034	2031	1896	1958	2073
154								3140	2858	2630	2114	2110	2106	1955	2008	2109
156									3006	2735	2202	2186	2181	2015	2060	2147
158									3159	2841	2295	2262	2257	2076	2113	2188
160									3318	2950	2391	2339	2334	2138	2168	2232
162									3483	3061	2492	2416	2411	2200	2225	2280
164										3174	2596	2493	2489	2264	2283	2330
166										3289	2704	2571	2568	2328	2342	2383
168										3407	2816	2649	2647	2394	2403	2440
170										3526	2932	2727	2728	2460	2466	2499
172											3052	2806	2808	2528	2530	2561
174											3176	2885	2890	2596	2595	2627
176											3304	2964	2972	2665	2662	2695
178											3435	3044	3055	2735	2731	2767
180												3124	3139	2807	2801	2841
182												3204	3223	2879	2873	2919
184												3284	3308	2952	2946	2999
186													3394	3025	3021	3083
188															3097	3170
190																3259

1) 1~4세는 2000년도 후생성 신체 발육 조사로부터 얻은 신장별 체중을 이용해 산출
2) 5세 이상의 표준 체중은 2000년도 학교 보육 통계 보고서 '신체와 상관표 및 신체별 체중 평균치' 로부터 얻은 신장별 체중을 이용해 산출
3) 에너지 소요량은 '제6차 개정 일본인의 영양 소요량' 의 생활 활동 강도의 구분 II(약간 낮다)의 지수 1.5를 이용해 산출(초등 · 중학생의 생활 활동 강도 지수의 실측치의 평균치는 1.4이다)

부표 2-B 남녀별 · 연령별 · 신장별 에너지 소요량(kcal/일) 〈여자〉

신장(cm)	연령(세)															
	1	2	3~4	5	6	7	8	9	10	11	12	13	14	15	16	17
64	581															
66	613															
68	648															
70	686															
72	727															
74	771															
76	818	833														
78	868	868														
80	921	905	791													
82	977	944	826													
84	1036	985	861													
86	1098	1027	898													
88	1163	1072	937													
90	1232	1118	977	1075												
92	1303	1166	1019	1093												
94	1377	1215	1063	1115												
96		1267	1108	1144												
98		1320	1154	1178												
100		1375	1202	1217												
102		1432	1252	1262	976											
104		1491	1303	1313	1021	1002										
106			1356	1370	1069	1035										
108			1410	1431	1119	1074	1169									
110			1466	1499	1172	1118	1191									
112			1524	1572	1227	1168	1219									
114			1583	1650	1285	1223	1255	1013								
116			1643	1735	1346	1283	1297	1061								
118			1706	1824	1409	1349	1346	1111								
120				1920	1476	1421	1401	1165	1176							
122				2021	1544	1497	1464	1221	1220							
124				2127	1616	1580	1534	1280	1267	1285						
126				2239	1690	1667	1610	1341	1318	1334						
128				2357	1766	1760	1693	1406	1373	1386						
130					1846	1859	1783	1473	1432	1442	1273					
132					1927	1963	1880	1542	1495	1502	1324					
134					2012	2072	1983	1615	1562	1565	1378					
136						2187	2094	1690	1633	1631	1434	1553				
138						2307	2211	1768	1707	1702	1492	1606	1742			
140						2433	2335	1849	1785	1775	1553	1661	1796	1516		
142							2466	1932	1868	1852	1616	1717	1849	1575	1647	1670
144							2604	2018	1954	1933	1682	1775	1903	1633	1693	1711
146							2749	2107	2044	2017	1750	1835	1957	1689	1740	1753
148							2900	2198	2138	2105	1820	1897	2011	1745	1786	1795
150								2293	2236	2197	1893	1961	2066	1799	1833	1838
152								2390	2337	2291	1968	2026	2121	1852	1880	1881
154								2489	2443	2390	2046	2093	2176	1904	1927	1925
156								2592	2552	2492	2126	2162	2232	1954	1975	1969
158									2666	2597	2208	2233	2288	2004	2023	2014
160									2783	2706	2293	2305	2344	2052	2071	2060
162									2904	2819	2380	2379	2400	2099	2120	2106
164										2935	2470	2455	2457	2144	2169	2152
166										3054	2562	2533	2514	2188	2218	2200
168											2656	2613	2572	2232	2268	2247
170											2753	2694	2629	2273	2318	2296
172												2777	2687	2314	2368	2344
174													2746	2353	2418	2394
176													2804	2392	2469	2444
178																2494
180																
182																
184																
186																
188																
190																

1) 1~4세는 2000년도 후생성 신체 발육 조사로부터 얻은 신장별 체중을 이용해 산출
2) 5세 이상의 표준 체중은 2000년도 학교 보육 통계 보고서 '신체와 상관표 및 신체별 체중 평균치' 로부터 얻은 신장별 체중을 이용해 산출
3) 에너지 소요량은 '제6차 개정 일본인의 영양 소요량' 의 생활 활동 강도의 구분 II (약간 낮다)의 지수 1.5를 이용해 산출 (초등 · 중학생의 생활 활동 강도 지수의 실측치의 평균치는 1.4이다)

부표 3 비타민 섭취 기준

연령 (세)	비타민 A			비타민 D	
	소요량 (μgRE*[1])		허용 상한 섭취량 (μgRE*[1])	소요량 (μg)	허용 상한 섭취량 (μg)
	남	여			
0~(개월)	300(1,000IU)		1,200(4,000IU)	10(400IU)	25(1,000IU)
6~(개월)	300(1,000IU)		1,200(4,000IU)	10(400IU)	25(1,000IU)
1~2	300(1,000IU)		1,200(4,000IU)	10(400IU)	50(2,000IU)
3~5	300(1,000IU)		1,200(4,000IU)	10(400IU)	50(2,000IU)
6~8	350(1,200IU)	350(1,200IU)	1,200(4,000IU)	2.5(100IU)	50(2,000IU)
9~11	450(1,500IU)	450(1,500IU)	1,200(4,000IU)	2.5(100IU)	50(2,000IU)
12~14	600(2,000IU)	540(1,800IU)	1,500(5,000IU)	2.5(100IU)	50(2,000IU)
15~17	600(2,000IU)	540(1,800IU)	1,500(5,000IU)	2.5(100IU)	50(2,000IU)
18~29	600(2,000IU)	540(1,800IU)	1,500(5,000IU)	2.5(100IU)	50(2,000IU)
30~49	600(2,000IU)	540(1,800IU)	1,500(5,000IU)	2.5(100IU)	50(2,000IU)
50~69	600(2,000IU)	540(1,800IU)	1,500(5,000IU)	2.5(100IU)	50(2,000IU)
70 이상	600(2,000IU)	540(1,800IU)	1,500(5,000IU)	2.5(100IU)	50(2,000IU)
임 부		+60(200IU)	1,500(5,000IU)	+5(200IU)	50(2,000IU)
수유부		+300(1,000IU)	1,500(5,000IU)	+5(200IU)	50(2,000IU)

RE*[1] : 레티놀 당량

연령 (세)	비타민 E			비타민 K			비타민 B_1			비타민 B_2		
	소요량(mgα-TE*[2])		허용 상한 섭취량 (mgα-TE*[2])	소요량(μg)		허용 상한 섭취량 (μg)	소요량(mg)		허용상한 섭취량	소요량(mg)		허용상한 섭취량
	남	여		남	여		남	여		남	여	
0~(개월)	3		200	5		5,000	0.2		—	0.2		—
6~(개월)	3		200	10		5,000	0.3		—	0.3		—
1~2	5		300	15		10,000	0.5		—	0.6		—
3~5	6		400	20		14,000	0.6		—	0.8		—
6~8	6	6	400	25	25	17,000	0.8	0.7	—	1.0	0.8	—
9~11	8	8	500	35	35	22,000	1.0	0.8	—	1.1	1.0	—
12~14	10	8	600	50	50	27,000	1.1	1.0	—	1.2	1.1	—
15~17	10	8	600	60	55	28,000	1.2	1.0	—	1.3	1.1	—
18~29	10	8	600	65	55	30,000	1.1	0.8	—	1.2	1.0	—
30~49	10	8	600	65	55	30,000	1.1	0.8	—	1.2	1.0	—
50~69	10	8	600	65	55	30,000	1.1	0.8	—	1.2	1.0	—
70 이상	10	8	600	55	50	30,000	1.1	0.8	—	1.2	1.0	—
임 부		+2	600		+0	30,000		+0.1	—		+0.2	—
수유부		+3	600		+0	30,000		+0.3	—		+0.3	—

a−TE*[2] : α−토코페롤 당량

부표 3 (계속)

연령(세)	니아신 소요량(mgNE*3) 남	니아신 소요량(mgNE*3) 여	니아신 허용 상한 섭취량(mg)	비타민 B_6 소요량(mg) 남	비타민 B_6 소요량(mg) 여	비타민 B_6 허용 상한 섭취량(mg)	엽 산 소요량(μg)	엽 산 허용 상한 섭취량(μg)
0~(개월)	2*4		—	0.1		—	40	—
6~(개월)	4		—	0.1		—	50	—
1~2	8		10	0.5		30	70	300
3~5	9		15	0.6		40	80	400
6~8	12	10	20	0.8	0.7	50	110	500
9~11	14	13	20	1.1	0.8	70	140	600
12~14	16	14	30	1.4	1.1	90	180	800
15~17	17	14	30	1.6	1.2	90	200	900
18~29	17	13	30	1.6	1.2	100	200	1,000
30~49	16	13	30	1.6	1.2	100	200	1,000
50~69	16	13	30	1.6	1.2	100	200	1,000
70 이상	16	13	30	1.6	1.2	100	200	1,000
임 부		+2	30		+0.5	100	+200	1,000
수유부		+4	30		+0.6	100	+80	1,000

NE*3 : 니아신 당량
단위*4 : mg

연령(세)	비타민 B_{12} 소요량(μg)	비타민 B_{12} 허용 상한 섭취량	피오틴 소요량(μg)	피오틴 허용 상한 섭취량	판토텐산 소요량(mg)	판토텐산 허용 상한 섭취량	비타민 C 소요량(mg)	비타민 C 허용 상한 섭취량
0~(개월)	0.2	—	5	—	1.8	—	40	—
6~(개월)	0.2	—	6	—	2.0	—	40	—
1~2	0.8	—	8	—	2.4	—	45	—
3~5	0.9	—	10	—	3	—	50	—
6~8	1.3	—	14	—	3	—	60	—
9~11	1.6	—	18	—	4	—	70	—
12~14	2.1	—	22	—	4	—	80	—
15~17	2.3	—	26	—	4	—	90	—
18~29	2.4	—	30	—	5	—	100	—
30~49	2.4	—	30	—	5	—	100	—
50~69	2.4	—	30	—	5	—	100	—
70 이상	2.4	—	30	—	5	—	100	—
임 부	+0.2	—	+0	—	+1	—	+10	—
수유부	+0.2	—	+5	—	+2	—	+40	—

(제6차 개정 일본인의 영양 소요량)

부표 4 무기질(미네랄) 섭취 기준

연령(세)	칼슘 소요량(mg) 남	칼슘 소요량(mg) 여	칼슘 허용 상한 섭취량(mg)	철 소요량(mg) 남	철 소요량(mg) 여	철 허용 상한 섭취량(mg)	인 소요량(mg)	인 허용 상한 섭취량(mg)
0~(개월)	200		—	6		10	130	—
6~(개월)	500		—	6		15	280	—
1~2	500		—	7		20	600	—
3~5	500		—	8		25	700	—
6~8	600	600	—	9	9	30	900	—
9~11	700	700	—	10	10*1	35	1,200	—
12~14	900	700	—	12	12	35	1,200	—
15~17	800	700	—	12	12	40	1,200	—
18~29	700	600	2,500	10	12	40	700	4,000
30~49	600	600	2,500	10	12*2	40	700	4,000
50~69	600	600	2,500	10	12*2	40	700	4,000
70 이상	600	600	—	10	10	40	700	—
임 부		+300	2,500		+8	40	+0	4,000
수유부		+500	2,500		+8*3	40	+0	4,000

*1 : 11세 여자는 12mg/일
*2 : 폐경 후는 10mg/일
*3 : 분만 후 6개월간

연령(세)	마그네슘 소요량(mg) 남	마그네슘 소요량(mg) 여	마그네슘 허용 상한 섭취량(mg)	칼륨 소요량(mg) 남	칼륨 소요량(mg) 여	구리 소요량(mg) 남	구리 소요량(mg) 여	구리 허용 상한 섭취량(mg)
0~(개월)	25		—	500		0.3		—
6~(개월)	30		—	700		0.7		—
1~2	60		130	900		0.8		—
3~5	80		200	1,100		1.0		—
6~8	120	120	250	1,350	1,200	1.3	1.2	—
9~11	170	170	500	1,550	1,400	1.4	1.4	—
12~14	240	220	600	1,750	1,650	1.8	1.6	—
15~17	290	250	650	2,000	2,000	1.8	1.6	—
18~29	310	250	700	2,000	2,000	1.8	1.6	9
30~49	320	260	700	2,000	2,000	1.8	1.6	9
50~69	300	260	650	2,000	2,000	1.8	1.6	9
70 이상	280	240	650	2,000	2,000	1.6	1.4	—
임 부		+35	700		+0		+0.4	9
수유부		+0	700		+500		+0.6	9

1) 식염 섭취량은 고혈압 예방의 관점으로부터, 150mg/kg/일 미만으로 하고, 15세 이상에서는 10g/일 미만으로 하는 것이 바람직하다.
2) 칼륨 섭취량은 고혈압 예방의 관점으로부터, 15세 이상에서는 3,500mg/일로 하는 것이 바람직하다.

부표 4 (계속)

연령 (세)	요오드		망간			셀렌		
	소요량 (μg)	허용 상한 섭취량 (mg)	소요량(mg)		허용 상한 섭취량 (mg)	소요량(μg)		허용 상한 섭취량 (μg)
			남	여		남	여	
0~(개월)	40	—	0.003		—	15		—
6~(개월)	50	—	1.2		—	20		—
1~2	70	—	1.8		—	25		—
3~5	80	—	2.5		—	35		—
6~8	100	3	3.0	3.0	—	40	40	—
9~11	120	3	3.5	3.0	—	50	45	—
12~14	150	3	3.5	3.0	—	55	50	—
15~17	150	3	4.0	3.0	—	60	45	250
18~29	150	3	4.0	3.0	10	60	45	250
30~49	150	3	4.0	3.5	10	55	45	250
50~69	150	3	4.0	3.5	10	50	45	250
70 이상	150	3	3.5	3.0	—	45	40	250
임 부	+25	3		+0	10		+7	250
수유부	+25	3		+0	10		+20	250

연령 (세)	아연			크롬			몰리브덴		
	소요량(mg)		허용 상한 섭취량 (mg)	소요량(μg)		허용 상한 섭취량 (μg)	소요량(μg)		허용 상한 섭취량 (μg)
	남	여		남	여		남	여	
0~(개월)	1.2[*4]		—	—		—	—		—
6~(개월)	4		—	—		—	—		—
1~2	5		—	16		60	6		60
3~5	6		—	20		80	8		80
6~8	6	6	—	25	25	120	12	12	120
9~11	7	7	—	30	30	150	15	15	150
12~14	8	8	—	35	30	200	20	20	200
15~17	10	9	—	35	30	250	30	25	250
18~29	11	9	30	35	30	250	30	25	250
30~49	12	10	30	35	30	250	30	25	250
50~69	11	10	30	30	25	250	30	25	250
70 이상	10	9	—	25	20	200	25	25	200
임 부		+3	30		+0	250		+0	250
수유부		+3	30		+0	250		+0	250

*4 : 인공유의 경우는 3mg/일

(제6차 개정 일본인의 영양 소요량)

찾아보기

ㅈ–ㅊ

ㅋ–ㅎ

A–C

D–V

기타